Face

aux

jaloux

Groupe Eyrolles
61, bd Saint-Germain
75240 PARIS Cedex 05

www.editions-eyrolles.com

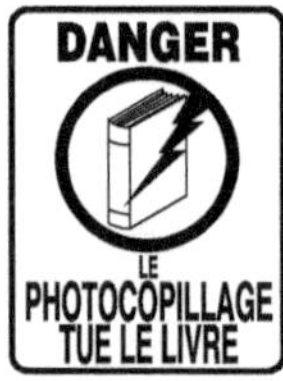

© Groupe Eyrolles, 2011
ISBN : 978-2-212-55210-2

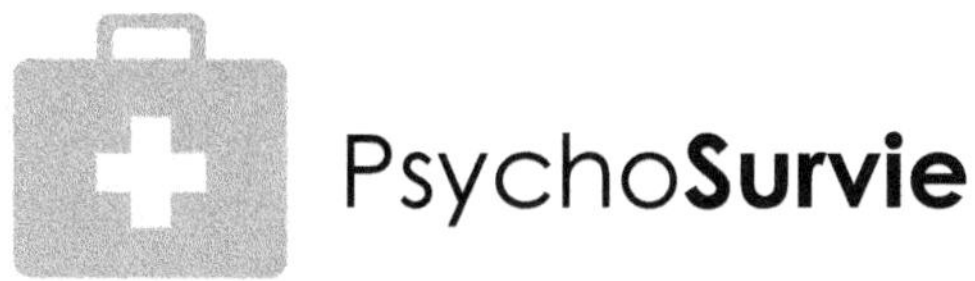

Frédérique Maupu-Flament

Face aux **jaloux**

**Les identifier et les comprendre
pour mieux s'en protéger**

EYROLLES

Sommaire

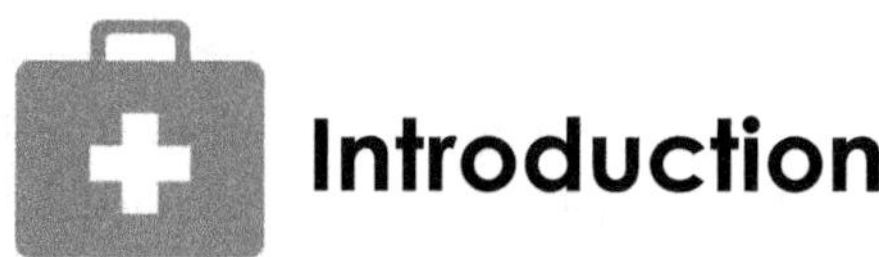# Introduction

Un kit de survie face aux jaloux ? Pour quelle raison ? La jalousie, la nôtre ou celle des autres, nous met-elle vraiment en danger ? Mérite-t-elle le titre d'ennemie ? Est-elle une menace pour notre intégrité ? Un obstacle à notre bonheur ? À toutes ces questions, la réponse est oui... Oui, la jalousie est un poison. Pas quand elle reste raisonnable, bien sûr, et pimente agréablement nos rapports amoureux, juste assez pour que nous nous sentions aimés et réalisions à quel point nous aimons. Pas davantage quand elle prend la forme d'une envie stimulante à l'égard de ce que les autres possèdent et nous donne des ailes pour envisager des projets. La jalousie dite « aphrodisiaque » est un puissant moteur du désir ; nous aurons l'occasion d'y revenir dans ce livre. La motivation et l'élan de réussir qui naissent de l'envie sont en effet très importants dans notre épanouissement personnel. Mais la passion qui nous fait désirer l'autre pour nous seuls – ou vouloir ce qu'il possède en jouissant du fait que nous allons l'en priver et qu'il en souffrira – n'est pas aussi inoffensive. L'Ancien Testament a fait de la jalousie l'un des sept péchés capitaux, à égalité avec la colère et l'orgueil, ses compagnons de toute éternité. Et ce n'est pas sans raison...

C'est un fait, la jalousie peut nous « pourrir la vie », empoisonner nos rapports amoureux, fausser les liens tissés de longue date avec nos amis et rendre douloureuse notre vie sociale. Elle peut durablement nous rendre malheureux en faisant de nous des traîtres, des menteurs et des paranoïaques. Chacun de nous, à un moment de notre vie, y a été confronté, jaloux nous-mêmes ou victimes de la jalousie débordante de nos proches. Ce n'est pas pour autant qu'il nous faut tolérer cela. La jalousie dévorante est insupportable et nul ne doit courber l'échine devant elle. C'est une ennemie à combattre. Une ennemie qui ne pardonne rien et ne laisse passer aucune erreur. Car la jalousie est source de souffrances. Autant pour celui qui en est atteint que pour sa victime. Le jaloux, en effet, souffre terriblement. Ses obsessions lui font mal, bien sûr, car la jalousie est un véritable tourment, mais il peut aussi souffrir de la souffrance qu'il inflige à ceux auxquels il distille ses angoisses permanentes d'abandon et de trahison. Quant au calvaire de sa victime, on n'a aucun mal à l'imaginer. Menaces, chantage affectif, violences verbales et physiques sont son lot quotidien. Les faits divers abondent d'histoires de jaloux et de jalouses qui se rendent coupables du pire en tuant par jalousie, sous l'emprise de ce terrible sentiment. Parfois sans raison, parfois parce qu'ils se découvrent trompés et ne peuvent le supporter. Sans compter les divorces, les séparations, les incompréhensions et les dialogues en forme d'impasses. Cette passion enflamme parfois les esprits de telle sorte qu'elle occulte tout autour d'elle. Comme l'amour, elle a ses raisons que la raison ignore. Et le pire avec la jalousie est qu'elle s'exerce allègrement hors de toute raison objective. Othello assassine Desdémone, persuadé qu'elle le trompe. Elle est, à ses yeux exorbités par la haine, cette « impudente femelle, démon de la luxure ». Et pourtant totalement, irrémédiablement innocente...

La jalousie est une tueuse de liberté. Des deux côtés. Le jaloux, emprisonné dans ses doutes et ses peurs, tenaillé par une angoisse de l'abandon aussi forte que celle de la mort, est entièrement guidé par ce sentiment. Impérieuse, la jalousie règne sur lui. Quelle liberté lui reste-t-il ? Aucune. Quant à la victime, en proie à une surveillance de tous les instants, mise sur la sellette et suspectée en permanence, elle ne peut plus respirer. D'ailleurs, en a-t-elle encore le droit ? La jalousie, dans son expression la plus extrême, est la négation même de la vie et de sa pulsion. Elle est profondément morbide. Et sa première victime est l'amour. La peur d'aimer, et de perdre cet amour si on l'obtient, est si forte qu'elle peut nous conduire à détruire l'amour. La jalousie est un excellent moyen de le faire. Aussi proprement, aussi définitivement qu'un tueur à gages, elle « flingue » l'amour. À bout portant.

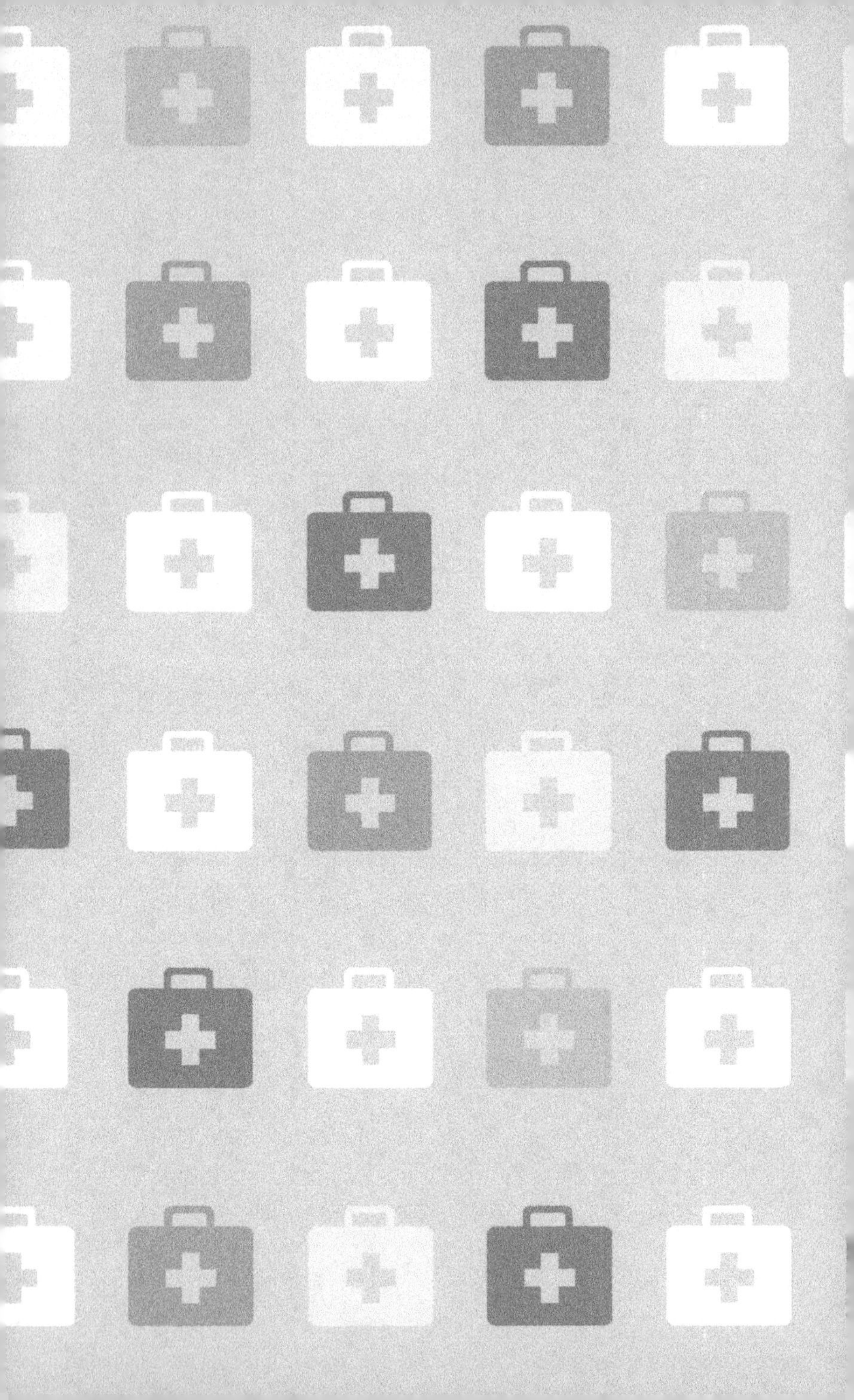

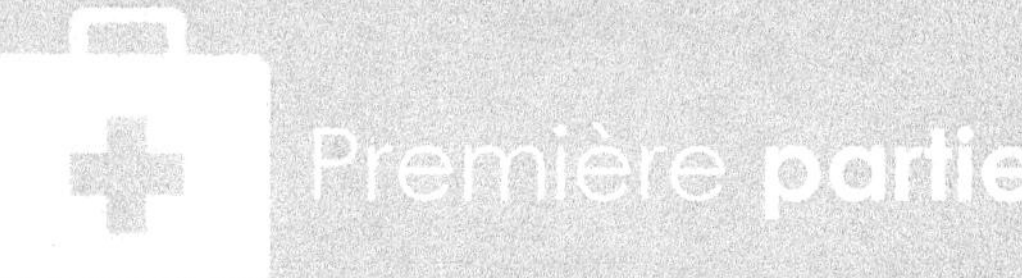

Les tests

Test **1**

Quel jaloux êtes-vous ?

Un peu, beaucoup, à la folie… Confiant, possessif ou modéré, êtes-vous jaloux ? Et si oui, quel amoureux parle en vous ?

1 **Vous venez de découvrir un papier sur lequel est noté le code d'accès à sa messagerie téléphonique…**

a. Vite, avant que l'élu(e) de votre cœur n'arrive, vous lisez tous ses mails, en quête de mots ambigus… ☐

b. Vous notez ces renseignements à tout hasard, en proie à une certaine culpabilité, mais en vous disant que le cas échéant, vous les aurez sous la main. ☐

c. Et alors ? Vous rangez le papier dans un tiroir de son bureau. Pas question d'en profiter, ça ne vous effleure même pas… ☐

2 **Pendant tout le dîner, votre moitié a flirté avec son vis-à-vis…**

a. Pas cool. Cela vous rend triste. Vous allez lui en parler dès votre retour à la maison et lui demander de ne pas recommencer. ☐

b. Le dragueur (ou la dragueuse) va avoir affaire à vous. Hop, vous vous levez et hurlez « Faut surtout pas vous gêner ! » en jetant votre homard thermidor à la tête de cette créature diabolique ! Au passage, vous envoyez une pince dans l'œil de votre partenaire, histoire de lui apprendre à vivre… ☐

c. Pourquoi pas ? Cela vous amuse de savoir que l'amour de votre vie plaît au sexe opposé. C'est tout de même plus gratifiant que de vivre auprès d'un repoussoir… ☐

3 **Tiens, son journal intime qui traîne...**

a. Plutôt mourir que d'y jeter un coup d'œil !

b. Je le range dans son tiroir ; si je le laisse en vue,
je ne suis pas sûr de résister...

c. Juste un coup d'œil, histoire de voir ce qu'il pense vraiment
de cette collègue rousse dont il m'a parlé la semaine dernière...

4 **Vous êtes invitée à une fête organisée par une ancienne copine perdue de vue depuis cinq ans, une ex-reine de beauté dont tous les garçons tombaient amoureux au lycée...**

a. Vous acceptez par politesse et curiosité, mais vous allez
avoir votre jules à l'œil toute la soirée. Ultime précaution :
vous prenez rendez-vous chez l'esthéticienne et le coiffeur
pour affronter la concurrence la tête haute.

b. Pas question d'y aller. Elle va faire sa belle, elle sera
éblouissante et votre homme est tout aussi bêta que les autres.
Il va tomber dans le panneau et vous allez passer une soirée pourrie.
Le matin, vous prétextez une gastro carabinée...

c. Vous acceptez avec enthousiasme et une certaine excitation. Après tout,
la reine de beauté a peut-être mal vieilli alors que vous vous trouvez
de plus en plus sexy... Un peu de concurrence, vous adorez ça !

5 **Sa vie d'avant, vous en pensez quoi ?**

a. Le passé, c'est le passé, cela n'a aucune importance...

b. Vous avez une boule au ventre à la seule pensée
qu'il a vécu avant de vous rencontrer...

c. C'est le passé, mais ça a existé. Vous n'aimez pas trop
qu'il vous en parle.

6 **Vous êtes invités à une soirée mondaine très en vue. Il y aura du beau linge, de très belles filles, de beaux garçons... Et vous ne connaissez personne...**

a. Vous avez obtenu discrètement la liste des invités. Si une fille
célèbre ou réputée pour sa beauté est présente (ou un beau gars
musclé, si vous êtes un homme), vous déclinez l'invitation...

b. Vous restez en couple toute la soirée, le collant de près histoire que personne ne vous pense célibataires et libres de chercher l'âme sœur. ☐

c. Vous allez chacun de votre côté et engagez la conversation ensemble ou séparément. Vous êtes des adultes, non ? Pas des enfants de 4 ans dans la cour de récré ! ☐

7 Il fantasme sur Jessica Simpson...

a. Cette grosse blonde ? Elle a de l'acné, en plus, et des dents de cheval ! Vous ne vous privez pas de la critiquer et lui montrez avec délice les photos de la star sans maquillage... ☐

b. Cela vous énerve un peu. D'autant que vous êtes brune et mince comme une sylphide. ☐

c. Chacun son fantasme. Le vôtre, c'est George Clooney, et vous ne vous privez pas pour le seriner à longueur de journée ! ☐

8 Une lettre de son ex dans la boîte aux lettres...

a. Hop ! Un petit coup d'œil... Les enveloppes, ça se décolle facilement avec de la vapeur. Tiens, tiens, comme c'est intéressant... Ensuite, direct à la poubelle ! ☐

b. Franchement, ça vous énerve, mais rien ne vous vient à l'idée à part la mettre dans sa corbeille à courrier sur le bureau. En la chiffonnant un peu pour vous soulager... ☐

c. Vous la prenez sans état d'âme et la lui donnez. Après tout, c'est elle qui lui écrit. Pas lui qui la relance constamment. ☐

9 Trois mots pour définir son ex qui n'a jamais refait sa vie...

a. Vous n'en pensez rien. ☐

b. Sympa sans plus et pas terrible physiquement. ☐

c. Une paumée collante et névrosée... ☐

10 Pour vous, la jalousie, c'est...

a. Un handicap dans le couple. ☐

b. Un mal nécessaire quand on aime vraiment. ☐

c. Un truc de malade possessif et déjanté. ☐

11 Votre chéri vous prévient au dernier moment :
il a une soirée avec des collègues, il rentrera tard.

a. Des collègues ? Je les connais ? ☐
b. Tiens, et si je t'accompagnais ? Je suis sûr que ça te ferait plaisir ! ☐
c. OK, tu as ta clé ? ☐

12 Votre lieu de vacances favori en compagnie
de votre dernière conquête ?

a. Une plage de nudistes avec une de vos meilleures amies
top-modèle (ou un Apollon sublime si vous êtes un homme). ☐
b. Le plateau du Larzac, avec une vieille cousine pas sexy
(ou un vieux pote boutonneux). ☐
c. Votre maison de campagne, pleine de copains sympas
mais tous en couple. ☐

13 Une femme – ou un homme – appelle un soir à la maison,
dit « Allô » et raccroche brutalement...

a. Vous n'en dormez pas de la nuit, le cœur rongé par l'angoisse.
Vous vous imaginez lardant de coups de couteau votre rival(e),
non sans l'avoir au préalable humilié(e) et ébouillanté(e)... ☐
b. Vous pensez « C'est un faux numéro ». ☐
c. L'idée vous effleure qu'il pourrait s'agir d'un(e) rival(e),
mais vous vous raisonnez aussitôt : « Je me plante
complètement. On est heureux, non ? » ☐

14 C'est le gros titre des faits divers... Un homme a tué
sa compagne qui le trompait ouvertement depuis des années...

a. Le pauvre type, comme il a dû souffrir pour en arriver là... ☐
b. Un cinglé ! Vous espérez qu'il va écoper de la prison à vie. ☐
c. Quelle misère ! Les émotions incontrôlées peuvent générer
des cataclysmes. ☐

15 Une nuit, votre compagnon se réveille en criant
« Jennifer ! » L'ennui, c'est que vous vous appelez Cindy...

a. Vous restez dans le noir complètement interloquée.
Mais vous vous rendormez aussitôt en vous promettant
de lui en parler au moment opportun. ☐

b. Vous allumez la lumière et le menacez : « Si tu ne m'avoues
pas immédiatement qui est cette Jennifer, je te fais la peau ! » ☐

c. Vous éclatez de rire intérieurement. Les rêves sont parfois
déroutants, mais vous savez qu'il ne faut pas les prendre
au pied de la lettre. ☐

Analyse des réponses

Dans le tableau de correspondance ci-dessous, entourez les symboles
qui correspondent à vos réponses et faites vos comptes

	a	b	c
1	♠	♦	♥
2	♦	♠	♥
3	♥	♦	♠
4	♦	♠	♥
5	♥	♠	♦
6	♠	♦	♥
7	♠	♦	♥
8	♥	♦	♠
9	♥	♦	♠
10	♦	♠	♥
11	♦	♠	♥
12	♥	♠	♦
13	♠	♥	♦
14	♠	♥	♦
15	♦	♠	♥
Totaux			

Carrément atteint !

Attention, vous vous muez en volcan en éruption dès qu'une personne du sexe opposé s'approche de votre partenaire. Avec vous, la vie est un enfer. Pour votre partenaire, bien entendu, qui vit sous haute surveillance, mais aussi pour vous, car vous ne vous détendez jamais. Toujours à chercher la petite bête, à traquer le truc qui cloche dans son emploi du temps, à éplucher discrètement ses relevés de carte bancaire et à faire ses poches, vous êtes épuisé à force de vous consacrer nuit et jour à cette traque de la « petite bête ». Cela ne vous empêche pas d'être persuadé d'être dans le vrai. Vous vous vantez de votre vigilance à toute épreuve. Ce n'est pas vous qui risquez de vous faire voler l'élu de votre cœur… Eh bien, détrompez-vous : ces soupçons incessants ne vous mettent pas à l'abri d'une infidélité. Bien au contraire ! À force de vous prendre pour James Bond et d'espionner votre moitié de cette façon, vous risquez simplement de lui donner envie de vous offrir des preuves, des vraies, de votre infortune. Être accusé à tort alors qu'on est totalement innocent est absolument insupportable. Vous vous croyez lucide, vous n'êtes qu'obsessionnel. Le jour où votre partenaire prendra la porte, lassé de vos doutes incessants, il sera bien temps de vous interroger sur votre problème. Sachez que ce n'est pas parce que vous vivez en couple que vous avez le droit de piétiner allègrement le jardin secret de votre chérie(e). Vous ne possédez pas l'autre ; ce n'est pas un objet. Personne n'a de droits sur l'existence d'autrui. Ne pas être jaloux, ce n'est pas de l'indifférence, c'est avant tout une marque de confiance en l'autre.

Apaisé et rationnel

Le harcèlement, les poches vidées et le flicage en règle, cela vous est insupportable. Mais vous avez roulé votre bosse et connaissez le monde… Aussi, vous vous gardez de tenter le diable ! Vous partez du principe qu'une relation harmonieuse doit être fondée sur la confiance et à vos yeux, la jalousie est un puissant tue-l'amour. Vous ne supportez pas davantage celle de votre conjoint que la vôtre. Très mûr sur le plan affectif, vous n'avez rien à vous prouver et vous êtes à l'aise dans votre relation. La jalousie et le doute ont peu de place dans votre couple. Mais cela ne signifie pas que vous soyez prêt à avaler n'importe quelle couleuvre. Parfois, votre apparente indifférence cache mal votre désir de dissimuler ce sentiment qui est pour vous synonyme d'avilissement. Il vous arrive, comme à tout le monde, d'être jaloux, mais vous préféreriez vous faire hacher menu plutôt que de l'avouer. La seule jalousie que vous tolérez est la jalousie aphrodisiaque que vous ressentez parfois. Sentir que votre partenaire est désiré par d'autres – dès lors qu'il n'y a pas de passage à l'acte –, aurait même tendance à vous émoustiller. En tout cas, vous pensez que c'est le prix à payer quand on vit avec une personne séduisante. Vous avez la réputation d'être équilibré et juste.

Un maximum de ♥

Confiant et bien dans votre relation

La jalousie ? Connais pas ! Cela pourrait être votre devise, tant ce sentiment vous est étranger. Confiant à ce point, c'est assez étonnant, surtout dans le monde de duplicité dans lequel nous vivons. Soit vous avez une estime de vous-même gonflée à bloc et vous ne pensez même pas que l'on puisse vous préférer quelqu'un d'autre, soit vous avez construit une histoire solide basée sur la confiance (et c'est merveilleux pour vous), soit vous êtes du genre naïf. Votre mari part faire du ski avec Ursula, 22 ans, suédoise et mannequin ? Vous trouvez ça charmant et rafraîchissant. Votre épouse invite son maître nageur personnel dans votre villa en votre absence ? Et alors, elle a besoin de compagnie et elle nage comme une enclume ! Dites donc, vous êtes encore attaché à votre moitié ? Autre hypothèse : votre compagnon n'est pas du genre glamour et c'est même pour cette raison que vous l'avez choisi. Ce qui fait de vous un jaloux intériorisé et hypocrite. Même là, vous avez tort. Votre stratégie ne tient pas la route et ne vous met pas à l'abri d'une infidélité. « Trop belle pour toi », ça ne vous dit rien ?

Test 2

Quel jaloux partage votre vie ?

Victime, harceleur ou aphrodisiaque... Votre partenaire est jaloux. Oui, mais savez-vous vraiment à quel jaloux vous avez affaire ?

1 **Vous lui annoncez que vous passez la soirée avec une vieille relation perdue de vue depuis longtemps...**

a. Il baisse la tête d'un air malheureux et murmure :
« Vas-y, amuse-toi bien, je vais relire des passages des *Misérables*
pour me distraire... Et après j'attaquerai *Crime et Châtiment*... » ☐

b. Rouge comme un coq, il fulmine : « Eh bien, ce n'est pas grave,
je vais passer la soirée avec Nicole... N'oublie pas d'appeler
avant de rentrer, on ne sait jamais... » ☐

c. Son œil s'allume : « Une vieille connaissance très intime ?
À ton retour, tu me raconteras tout de votre ancienne relation... » ☐

d. « C'est qui, la vieille connaissance ? Bon, amuse-toi bien
et sois sage quand même... » ☐

2 **Votre journal intime, il l'a lu un jour...**

a. Vous l'avez retrouvé au lit avec de la fièvre, « traumatisé »
par cette lecture. Il en fait encore des cauchemars... ☐

b. Et il en a noté des passages qu'il vous ressert régulièrement
au moment fatidique pour vous déstabiliser. ☐

c. Il en a relevé les passages les plus croustillants et vous
les murmure à l'oreille quand vous êtes dans un lieu public. ☐

d. Il s'est excusé aussitôt après. Cela ne lui a rien apporté,
sinon de lui faire venir des soupçons qu'il n'avait jamais eus.
Au final, il s'en mord les doigts. ☐

3 Votre vie d'avant, il en pense quoi ?

a. Vous n'osez pas lui en parler. La dernière fois, il a éclaté en
sanglots et dilapidé une boîte de mouchoirs en une demi-heure... ☐
b. Au besoin vous inventez des détails un peu lestes
et ça vous amuse follement tous les deux... ☐
c. Il aime répéter devant vos proches qu'il considère que vous
avez « collectionné les aventures » avant votre rencontre et ajoute
généralement : « J'espère que son ardeur s'est calmée ! »... ☐
d. Il en a eu une aussi, alors il ne voit pas pourquoi il vous
rebattrait les oreilles avec ça. Il n'en parle jamais. ☐

**4 En balade dans la rue, vous tombez tous deux sur le nouveau
stagiaire du service communication : sexy, brillant, 1,90 m de
muscles et de charme...**

a. Il vous susurre à l'oreille « Il te plaît, ce petit minet ?
Pas mal, non ? Je te comprends », en vous regardant
rougir avec satisfaction... ☐
b. Il salue froidement le jeune homme et lance fielleux
« Vous avez peut-être des choses à vous dire pour le boulot ?
Je crois que je vais rentrer... », et vous plante sur le trottoir
comme un poteau indicateur. ☐
c. Il serre la main du garçon et, la tête rentrée dans les épaules,
vous écoute parler tous les deux d'un air crispé et souffreteux. ☐
d. Il discute football avec le garçon et vous devez presque
l'arracher à sa conversation passionnante. ☐

5 Vous fantasmez sur George Clooney...

a. Il vous casse : « Tu t'es regardée ! Non, mais tu crois que ce mec
te jetterait un regard ! L'espoir fait vivre, remarque... » ☐
b. Il soupire : « Évidemment, ce genre d'homme a tout pour lui... » ☐
c. Il se laisse pousser une barbe de trois jours et se teint
les cheveux en poivre et sel pour « faire genre le monsieur
de la machine à café »... ☐
d. « Pas mal, le George, il fait fantasmer toutes les nanas
avec son charme viril... », constate, fair-play, votre moitié. ☐

6 **Votre ex vient de laisser un message sur le répondeur...**

a. Il vous oblige à le réécouter dix fois de suite en mettant
le volume au maximum et vous menace : « Si ce pauvre type
rappelle une seule fois, tu m'entends, je me tire ! » ☐

b. Il n'a pas faim, il va se coucher, il est un peu souffrant, mais
ce n'est pas grave... Finalement, il passe la nuit aux toilettes
sous prétexte qu'il ne sait pas ce qu'il a, mais il a mal au ventre... ☐

c. Il vous entraîne dans la chambre en laissant le répondeur
défiler en boucle ! Écouter la voix de son rival terrassé
l'émoustille follement... ☐

d. Il fait un peu la tête pour la forme et s'étonne : « Il pourrait
quand même éviter d'appeler tous les deux jours... Tu pourrais
peut-être te demander si cela me fait plaisir... » ☐

7 **Le partenaire idéal à ses yeux...**

a. Gentil et fidèle. ☐

b. Sensuel et inventif. ☐

c. Soumis et pas chiant. ☐

d. Complice et heureux. ☐

8 **Tiens, le film de Chabrol sur la jalousie...**
Il commente le scénario...

a. La jalousie, c'est normal, c'est un piment pour l'amour...
Mais à ce point-là, ça n'a plus rien de drôle. ☐

b. Quelle horreur, j'en suis tout retourné ! ☐

c. Les femmes sont toutes pareilles, sauf ma mère ! Il est normal
de devenir fou de jalousie quand on a une femme désirable ! ☐

d. Les passions peuvent nous rendre fous, c'est un fait,
mais être jaloux à ce point, c'est une maladie. ☐

9 **Vos copines vous proposent une soirée dans un club de
Chippendales pour fêter les 40 ans de votre vieille amie Pauline...**

a. « Si tu y vas, je te préviens, je fonce dans un club de strip-tease
avec des potes ! » menace votre douce moitié. ☐

b. « Amuse-toi bien, ma chérie... Je vais me faire un plateau-repas et regarder *Autant en emporte le vent* pour me distraire... », glisse votre compagnon avant d'essuyer discrètement une larme. ☐

c. « Ouh la la, tous ces beaux types en petite tenue, ça va te mettre en appétit, j'espère ! Car crois-moi je t'attends de pied ferme... », murmure votre chéri en vous fixant dans les yeux. ☐

d. « Tu veux me rendre jaloux, ou quoi ? Je trouve que tes copines sont gonflées... Mais amuse-toi bien quand même... » ☐

10 Pour lui, amour rime avec...

a. Au secours ! ☐

b. Toujours. ☐

c. Mamours. ☐

d. Jour après jour. ☐

11 Vous regardez ensemble un film érotique.
Les acteurs sont jeunes, beaux et vigoureux...

a. Très mal à l'aise, « Chouchou » ne cesse de s'agiter à vos côtés en évitant de poser son regard sur les images. Vous zappez rapidement pour lui éviter une syncope. ☐

b. Il zappe et file dans la cuisine se servir un verre de rouge. ☐

c. C'est votre chéri qui a proposé cette soirée un peu spéciale. ☐

d. Ce n'est pas trop sa tasse de thé, mais de temps en temps cela l'amuse. ☐

12 Sa dernière crise de jalousie...

a. Pleurs et anxiolytiques. ☐

b. Assiettes cassées et menaces de mort. ☐

c. Bouderie et œil noir. ☐

d. Cris et chuchotements. ☐

13 Au travail...

a. Sympa et juste. ☐

b. Il attend sa prochaine augmentation. Depuis trois ans... ☐

c. Son chef en raffole, il a un tel charme. ☐

d. Conscient de sa valeur et sans pitié avec ses subordonnés. ☐

14 En soirée, votre partenaire est plutôt du genre...

a. Très câlin et l'œil à l'affût. ☐

b. Boute-en-train avec ceux qu'il connaît bien. ☐

c. Coincé et crispé. Assis dans un coin en attendant
qu'on lui adresse la parole. ☐

d. Sur des charbons ardents. Prêt à en découdre
dès qu'on vous reluque. ☐

15 Sa vie est un roman... Oui, mais...

a. D'espionnage. ☐

b. Philosophique. ☐

c. D'aventure. ☐

d. À l'eau de rose. ☐

Analyse des réponses

	a	b	c	d
1	♦	♠	♣	♥
2	♦	♠	♣	♥
3	♦	♣	♠	♥
4	♣	♠	♦	♥
5	♠	♦	♣	♥
6	♠	♦	♣	♥
7	♦	♣	♠	♥
8	♣	♦	♠	♥
9	♠	♦	♣	♥
10	♦	♠	♣	♥
11	♦	♠	♣	♥
12	♦	♠	♥	♣
13	♥	♦	♣	♠
14	♣	♥	♦	♠
15	♠	♥	♣	♦
Totaux				

Un maximum de ♥

Un modéré

Vous avez déniché la perle rare. Il est gentil, pondéré et très compréhensif, mais cela ne l'empêche pas de manifester sa jalousie le cas échéant, notamment quand vous le provoquez un peu en essayant de le rendre jaloux. La jalousie n'est pas forcément une preuve d'amour, mais de possessivité, et votre amoureux n'a pas l'instinct de propriétaire. En outre, c'est peut-être une personne bien dans sa peau qui n'a rien à prouver avec son image. Ce qui ne signifie pas qu'il ne tienne pas à vous. De temps en temps, cette belle pondération peut vous agacer et vous aimeriez sans doute un peu plus de passion ? Ne vous plaignez pas trop, vous avez de la chance. Et ne le provoquez pas trop, on ne sait jamais. La jalousie peut se réveiller à n'importe quel moment, mise en éveil par un événement qui activera ses peurs les plus profondes.

Un maximum de ♦

Une victime

Son accessoire ? Une boîte de mouchoirs. Son arme secrète ? Votre culpabilité. Dévoré en secret par la jalousie, il l'affiche rarement de façon ouverte, mais il en souffre et il tient à ce que ça se sache. Il ne se lasse pas de passer pour une pauvre créature sans défense livrée à la cruauté du monde. D'une part, votre partenaire « se la raconte ». D'autre part, il vous entraîne dans un jeu pervers auquel vous n'êtes absolument pas obligé de participer. Face à ce chagrin pas toujours sincère, à ses larmes de crocodile, vous devriez de temps en temps vous montrer inflexible et ferme. Les jaloux larmoyants peuvent être tout aussi toxiques que ceux qui vivent leur passion sur un mode plus violent. Utiliser la culpabilité des autres pour les conduire là où l'on veut procède effectivement de la manipulation. Votre amoureux peut toutefois être un véritable hypersensible, habitué à jouer de cette corde car c'est le seul registre qu'il maîtrise. Dommage, il gagnerait à prendre plus de risque…

Un maximum de ♠

Un malade

Bon courage… Vous vivez en enfer avec un(e) malade qui vous surveille du matin au soir. Imper couleur mastic, détective, écoute de votre téléphone, croyez bien qu'il a tout utilisé pour vous pister. Sa hantise ? Vous perdre. Pas tellement parce qu'il vous aime, mais surtout parce qu'il ne peut supporter que vous puissiez le (ou la) tromper avec un autre partenaire. Vous voir lui échapper est au-dessus de ses forces. Pour lui, aimer rime avec posséder. Épluchage du carnet d'adresses, lecture du journal intime, fouille en règle des poches… Vous avez déjà tout subi. Sans broncher ? Alors là, vous avez tort. Il faut vous défendre et tenir tête à cette personne qui empiète sur votre espace vital. En vous justifiant en permanence ? Cela ne sert à rien. Les jaloux ont toujours de bonnes raisons de penser qu'ils sont dans leur droit. S'il trouve un indice, il triomphe. S'il n'en trouve pas, il pense qu'il a mal cherché et que « de toute façon, ça ne prouve rien ». Vous ne devez pas supporter cette pression et accepter ce qu'il vous fait subir.

Un maximum de ♣

Un coquin

La jalousie ? Il adore. C'est en quelque sorte son carburant. Susciter la vôtre, éprouver des titillements quand il se sent menacé, c'est le moteur de l'élu(e) de votre cœur. Il aime bien vous énerver en reluquant les femmes en minijupe. Elle adore porter des tenues sexy quand vous êtes invités dans une soirée et sentir le désir dans le regard des hommes. À la longue, vous avez le droit de trouver cela « un peu lourd ». D'autant que ce genre de petit jeu doit absolument être réciproque. Si, de votre côté, vous ne goûtez pas ce genre de provocations érotiques, vous allez souffrir. Et là, ce ne sera plus du jeu… C'est à vous d'indiquer clairement à la personne que vous aimez que ses provocations vous font de la peine. Expliquez-lui également que si le petit piment de la convoitise peut raviver la passion, cela ne fonctionne pas sur la durée. Si vous voulez durer, abordez le sujet avec votre chéri(e). Si cette personne est sincère, elle comprendra et mettra un frein à ce jeu. Dans certains cas, la jalousie aphrodisiaque vient masquer un manque de confiance en soi flagrant. Essayez de rassurer votre partenaire. Dites-lui que vous n'avez pas besoin de le comparer pour le trouver attirant. Parfois aussi, ce coquin (ou cette friponne) fait ainsi passer ses désirs d'infidélité. Sous prétexte de vous titiller, il se rassure en séduisant. Jusqu'au jour où le passage à l'acte lui paraîtra comme une simple formalité. Vigilance, donc…

Test **3**

Face à la jalousie...

Colère, laisser-aller, compréhension, ressentiment... Comment réagissez-vous face aux manifestations de jalousie ?

1 Manon, 5 ans, vient de vous annoncer qu'elle détestait sa petite sœur...

a. Vous lui administrez une bonne fessée et l'envoyez au lit sans dessert. Comme ça, elle comprendra qu'elle n'a pas à être jalouse de sa sœur. ☐

b. La jalousie est un vilain défaut. Vous allez la chapitrer sur le sujet en lui expliquant à quel point ce sentiment est nuisible. Une bonne explication rationnelle devrait régler le problème. ☐

c. Inutile de s'affoler ! La jalousie est un sentiment naturel qui peut s'exprimer de façon très violente, comme toutes les émotions passionnelles. Vous restez vigilant, attentif à ses propos et réactions. ☐

d. Vous éclatez de rire. « Tu veux qu'on la jette par la fenêtre ? » demandez-vous finement. ☐

2 Anita, votre collègue depuis dix ans, raconte derrière votre dos que vous n'avez pas les épaules pour assumer le nouveau poste auquel on vient de vous nommer...

a. Vous la guettez dans le parking et lui proposez un duel au couteau, histoire de régler cette affaire sans plus tarder. La jalousie, ça vous dégoûte au plus haut point ! ☐

b. Cela vous embête vraiment, mais comme vous ne savez pas comment aborder le sujet de peur de l'humilier, vous attendez de voir. ☐

c. Vous ne croyez pas un mot de ce qu'on vous rapporte.
Anita est une bonne copine, elle ne peut pas être jalouse. ☐
d. La honte pour elle... Vous la chambrez ouvertement
devant tout le monde et vous en gaussez. Vraiment, quelle nulle ! ☐

3 **Lors d'une réunion de famille un peu arrosée, votre frère vous attaque, vous, « le petit préféré », « le chouchou »... Et il semble ne pas plaisanter du tout.**
a. Vous êtes détruit. Votre frère est jaloux, vous en concluez
qu'il ne vous aime pas et vous a toujours détesté. ☐
b. Furieux, vous quittez la table en lui reprochant
son « comportement infantile » et en le traitant de « morveux ». ☐
c. Bof... La jalousie entre frères et sœurs, ça n'a rien d'inquiétant.
D'ailleurs, vous-même l'avez souvent envié... ☐
d. Vous prenez la famille à partie : « Quelle andouille ! »
Au fond, cela vous amuse de savoir qu'il vous envie tellement.
C'est vrai que vous êtes le chouchou, et alors ? ☐

4 **Vous êtes enthousiaste ! Vraiment, « ta sœur est hyper sympa... » vous écriez-vous à la sortie de ce repas de famille. Mais votre dulcinée éclate en sanglots...**
a. Ras-le-bol de ses crises de jalousie et de ses larmes !
Vous assénez : « Vraiment, tu me soûles ! Je me demande
si je ne me suis pas trompé de frangine ! » ☐
b. Ça recommence... Vous allez encore devoir la rassurer
sur votre amour et lui expliquer que même si vous trouvez
sa sœur sympathique, c'est elle que vous aimez et pas une autre... ☐
c. Totalement décontenancé, vous êtes désolé. C'est clair, vous
n'auriez jamais dû aborder le sujet. Vous vous en voulez beaucoup. ☐
d. Bingo ! Vous aviez parié intérieurement qu'elle réagirait ainsi !
Vraiment, elle fonce dans le panneau à chaque fois. Trop facile ! ☐

5 **Vous croisez votre ex à une soirée... Il vous salue poliment et tente d'adresser la parole à votre nouveau fiancé. Mais ce dernier vire au rouge coquelicot et file sans demander son reste...**

a. Vous faites comme si de rien n'était et passez
à autre chose. Inutile de dramatiser ! ☐
b. Folle de rage, vous offrez un verre à votre ex et lui demandez :
« Et tes amours, ça va toujours ? Parce que tu sais, moi,
c'est pas terrible ! » ☐
c. Vous n'en revenez pas. Jamais vous ne l'auriez cru capable de ça.
Vous êtes horrifiée. ☐
d. À chaque fois c'est la même chose. S'il croit que vous allez
vous empêcher de voir vos ex, il se trompe. Quel boulet... ☐

6 **Vous n'avez pas pu vous empêcher de regarder les messages
sur son téléphone. Il n'avait qu'à pas le laisser traîner...**
a. Vous avez honte et jurez que vous ne recommencerez
plus jamais. Vous n'avez qu'une peur : qu'il s'en aperçoive ! ☐
b. La curiosité est un vilain défaut, mais après tout ce n'est pas
très grave. Vous vous sentez un peu mal quand même... ☐
c. Qui le saura ? Il n'y a pas mort d'homme... Et puis, il en aurait
sans doute fait autant. ☐
d. C'est toujours intéressant. Cela vous a beaucoup excitée.
En tout cas, vous ne lui avouerez jamais. ☐

7 **Ça alors ! Vous venez d'apercevoir, cachant mal sous un feutre
mou son visage ravagé par la jalousie, l'élu de votre cœur
en train de vous suivre dans la rue...**
a. Vous êtes tellement interloquée que vous arrivez à vous persuader
que vous avez eu une hallucination. Vous allez arrêter le café noir. ☐
b. Ivre de colère, vous vous précipitez sur le détective amateur
et l'attrapez par le col de son imper. Vous n'attendrez pas
ce soir pour avoir une explication. ☐
c. Son attitude vous peine. Pour en arriver là, il doit vraiment
être au plus mal. Vous faites comme si vous ne l'aviez pas vu
et vous promettez intérieurement de le rassurer. ☐
d. Quel benêt... Vous riez sous cape sans lui montrer que vous
l'avez aperçu. Et si vous adressiez la parole à ce type tout seul
en terrasse, histoire de lui donner du spectacle ? ☐

8 **La dernière fois que vous avez été jaloux(se)...**

a. Cela vous a rendu malade. Vous lui avez fait un beau cadeau
pour vous faire pardonner. ☐

b. Vous avez cassé trois assiettes et une chaise.
Pas mal, comme palmarès... ☐

c. Pas un très bon souvenir et vous aimez autant
que ça se reproduise le moins souvent possible. ☐

d. C'était plutôt rigolo. ☐

9 **Le mari de votre meilleure amie vous harcèle nuit et jour :
« Marie me trompe, j'en suis certain... Est-ce que tu sais quelque
chose ? »**

a. Quel abruti ! Vous lui faites la morale et lui expliquez qu'il a bien
de la chance d'avoir une femme aussi géniale que Marie... ☐

b. Vous lui demandez ce qui motive ses doutes et essayez
de le raisonner. Son désarroi vous fait de la peine... ☐

c. Vous ne répondez plus au téléphone
quand vous reconnaissez son numéro. ☐

d. « À ta place, j'aurais également des doutes... »,
assurez-vous au malheureux dévasté. Intérieurement,
vous pensez « On va se marrer... » ☐

10 **La jalousie, dit-on, peut réveiller les passions amoureuses
endormies...**

a. N'importe quoi ! C'est de la manipulation pure et simple.
Si votre chéri(e) s'imagine vous émoustiller ainsi,
il ou elle se met le doigt dans l'œil ! ☐

b. Vous ne voyez vraiment pas ce que la jalousie peut avoir
d'excitant. Personnellement, ça vous couperait vos moyens... ☐

c. Ça peut se comprendre. Un peu de piment dans une relation
qui s'alanguit et ronronne, ça redonne du pep... ☐

d. Oui, mais à condition que ce soit vous qui meniez la barque.
Pas question de vous laisser embringuer si vous n'êtes pas
aux commandes. ☐

11 Dans votre famille, vous avez toujours été le chouchou de vos parents... Vos frères et sœurs vous faisaient régulièrement des scènes de jalousie...

a. Cela vous faisait pleurer pendant des heures.
Après tout, ce n'était pas votre faute. ☐

b. Vous avez toujours essayé d'arrondir les angles et de vous montrer serviable avec eux. Cette situation vous mettait très mal à l'aise. ☐

c. Vous étiez le chouchou ? C'est normal, vos frères et sœurs étaient tellement aigris et stupides. Vous les avez trouvés pathétiques plus d'une fois ! ☐

d. C'était totalement injuste et stupide de leur part.
Et cela a donné lieu à de mémorables empoignades. ☐

12 Votre meilleure amie se plaint de ne pas avoir eu le job qu'elle convoitait. À sa place, on a nommé sa collègue moins compétente.

a. Moins compétente, peut-être, mais plus intelligente que cette pauvre Gisèle incapable de ne pas laisser exploser l'envie qui lui colle à la peau... ☐

b. Vous la chapitrez : « Ma pauvre Gisèle, tu n'as à t'en prendre qu'à toi-même. Ressaisis-toi ! À ton âge, une telle réaction, c'est totalement immature ! » ☐

c. Vous la consolez. Elle en a bien besoin, avec sa confiance en elle complètement en miettes. ☐

d. Vous aimiez bien Gisèle, mais la voir déballer devant vous ces remarques acerbes vous met mal à l'aise. Vous ne savez pas quoi lui dire. ☐

13 Votre patron vous happe au moment où vous allez passer la porte du bureau... Et votre conjoint vous attend pour le dîner...

a. Vous l'appelez aussitôt, sinon il va s'inquiéter inutilement et cela pourrait lui faire de la peine. ☐

b. Vous l'appellerez plus tard, votre patron a besoin de vous. ☐

c. Vous l'appelez pour le rassurer, mais oubliez sciemment de lui dire qu'il s'agit d'une réunion de travail. ☐

d. Vous ne l'appelez pas. Il sait bien qu'il peut avoir
confiance en vous. ☐

14 **L'animal dans lequel vous vous retrouvez le plus...**
a. L'éléphant, fort et équilibré. ☐
b. Le tigre, combatif et dominateur. ☐
c. L'agneau, tendre et soumis. ☐
d. Le chien, fidèle et dépendant. ☐

15 **Il ne reste que deux parts de gâteau... Une grosse et une**
petite... Vous prenez...
a. Le temps de faire d'abord passer le plateau à votre voisin de table. ☐
b. La plus petite, sinon vous allez encore avoir droit
à une crise de jalousie. ☐
c. La plus grosse, et en savourant chaque bouchée. ☐
d. N'importe laquelle. Pourquoi ? C'est important ? ☐

Analyse des réponses

Dans le tableau de correspondance ci-dessous, entourez les symboles qui correspondent à vos réponses et faites vos comptes

	a	b	c	d
1	♣	♦	♥	♠
2	♣	♥	♦	♠
3	♦	♣	♥	♠
4	♣	♥	♦	♠
5	♥	♣	♦	♠
6	♠	♦	♣	♥
7	♦	♥	♣	♠
8	♦	♣	♥	♠
9	♣	♥	♦	♠
10	♣	♦	♥	♠
11	♦	♥	♠	♣
12	♠	♣	♥	♦
13	♥	♦	♠	♣
14	♥	♠	♦	♣
15	♥	♣	♠	♦
Totaux				

Un maximum de ♥

Renseigné

La jalousie ? Même pas peur ! Au travail, dans la famille, vous y faites face avec brio et même un certain plaisir, car pour vous, c'est une donnée incontournable de la vie familiale et affective. Vous la supportez très bien et êtes très indulgent envers ceux qui en sont dépositaires. Pour vous, une émotion doit être exprimée et non réprimée. Nier la jalousie, c'est s'exposer à la voir revenir en force, avec d'autant plus de violence qu'on l'aura sévèrement réprimée, pensez-vous. En général, vous vivez en bonne intelligence avec vos passions et savez les remettre à leur place quand elles débordent et menacent votre intégrité. Habitué à vous remettre en question, vous restez stoïque face aux manifestations de jalousie de votre entourage et il n'est pas rare qu'on fasse appel à vous pour arbitrer des conflits entre les membres de votre famille ou au travail. Vous avez la réputation d'être juste et intègre. À quand l'auréole ?

Un maximum de ♦
Désarçonné

Face à la jalousie de vos proches, vous êtes souvent pris de court et décontenancé. Vous n'y comprenez rien. Quant à la vôtre, elle vous fait peur et vous en avez honte. En général, vous pensez qu'une bonne discussion en tête-à-tête peut venir à bout de tous les problèmes, ce qui vous expose fatalement à des désillusions. Si votre conjoint vous accuse injustement de menacer l'intégrité de votre couple, vous en êtes meurtri, incapable de voir que ce sont ses propres problèmes et fantasmes qu'il projette sur vous. Une crise de jalousie vous laisse dévasté et sans défense. En général, vous fuyez les conflits. Si un ami fait montre d'envie ou de jalousie devant vous, même si vous n'en êtes pas l'objet, cela vous déçoit énormément. Dans votre travail, si un collègue vous envie trop visiblement, cela vous met très mal à l'aise et vous aurez tendance à faire profil bas à chaque fois qu'il prendra la parole. Attention ! Votre faiblesse peut faire de vous une proie facile pour un jaloux manipulateur qui pourra sans peine vous tenir à sa merci. Apprenez à apprivoiser la jalousie et l'envie autour de vous ; cela vous donnera plus d'assurance et vous évitera aussi des erreurs de jugement…

Un maximum de ♠
Pervers

Vous n'êtes pas très clair avec la jalousie, on dirait ? Habitué à la susciter, vous y prenez un certain plaisir, et au besoin créez les conditions favorables à son installation. Vous vous retrouvez très souvent au cœur des convoitises de vos amis et même si vous vous en plaignez ouvertement, vous vous en réjouissez intérieurement. Votre problème ? La reconnaissance. Pour vous sentir important et désiré, vous avez besoin de rabaisser l'autre, ce qui est la stricte définition de l'envieux. Vu de l'extérieur vous êtes blindé et sûr de vous. Sans faille. Très séduisant. Mais dès que vous le pouvez, vous vous comparez aux autres pour prouver que vous êtes le meilleur, ce qui dénote un flagrant manque de confiance en vous-même. Les jaloux, les envieux sont des êtres méprisables à vos yeux, mais vous êtes sans doute le plus jaloux de tous. Vous êtes dévoré par l'envie et c'est ce qui vous pousse à attiser ainsi la jalousie. C'est pour vous le seul moyen d'exister. Vous adorez jouer avec les sentiments des autres et cela d'autant plus que vous dissimulez les vôtres. Vous laissez rarement voir le défaut de la cuirasse et avancez masqué. Attention, à ce petit jeu tordu de la manipulation, vous pourriez bien tomber sur plus fort que vous. Cette jalousie que vous instrumentalisez pourrait se retourner contre vous. Et sincèrement, vous ne l'auriez pas volé…

Un maximum de ♣
Révolté

La jalousie vous est insupportable. À vos yeux, c'est une émotion avilissante qui ramène l'homme au rang de bête. Les jaloux ? Des imbéciles et des brutes ! Quand vous la devinez en vous, cela vous rend malade et vous en avez terriblement honte. Quand vous y êtes confronté, vous avez envie de vous battre pour faire valoir votre innocence. En règle générale, vous avez beaucoup de mal à exprimer vos émotions, surtout les plus fortes, et n'avez que mépris pour ceux qui laissent exploser leurs sentiments. « Gérer », vous n'avez que ce mot-là à la bouche. Vous avez peut-être été témoin de scènes pénibles mettant en scène vos parents lors de scènes de jalousie ? Vous avez peut-être été vous-même un grand jaloux dans votre jeunesse ? Vos frères et sœurs vous ont peut-être jalousé au point d'entrer en conflit avec vous ? En tout cas, vous manquez d'une certaine indulgence et ne faites pas toujours la mesure entre des situations qui peuvent légitimement susciter des réactions de jalousie – comme une infidélité notoire et publique – et les autres qui procèdent de l'exagération. Ne seriez-vous pas un ex-jaloux reconverti en ultralibéral ?

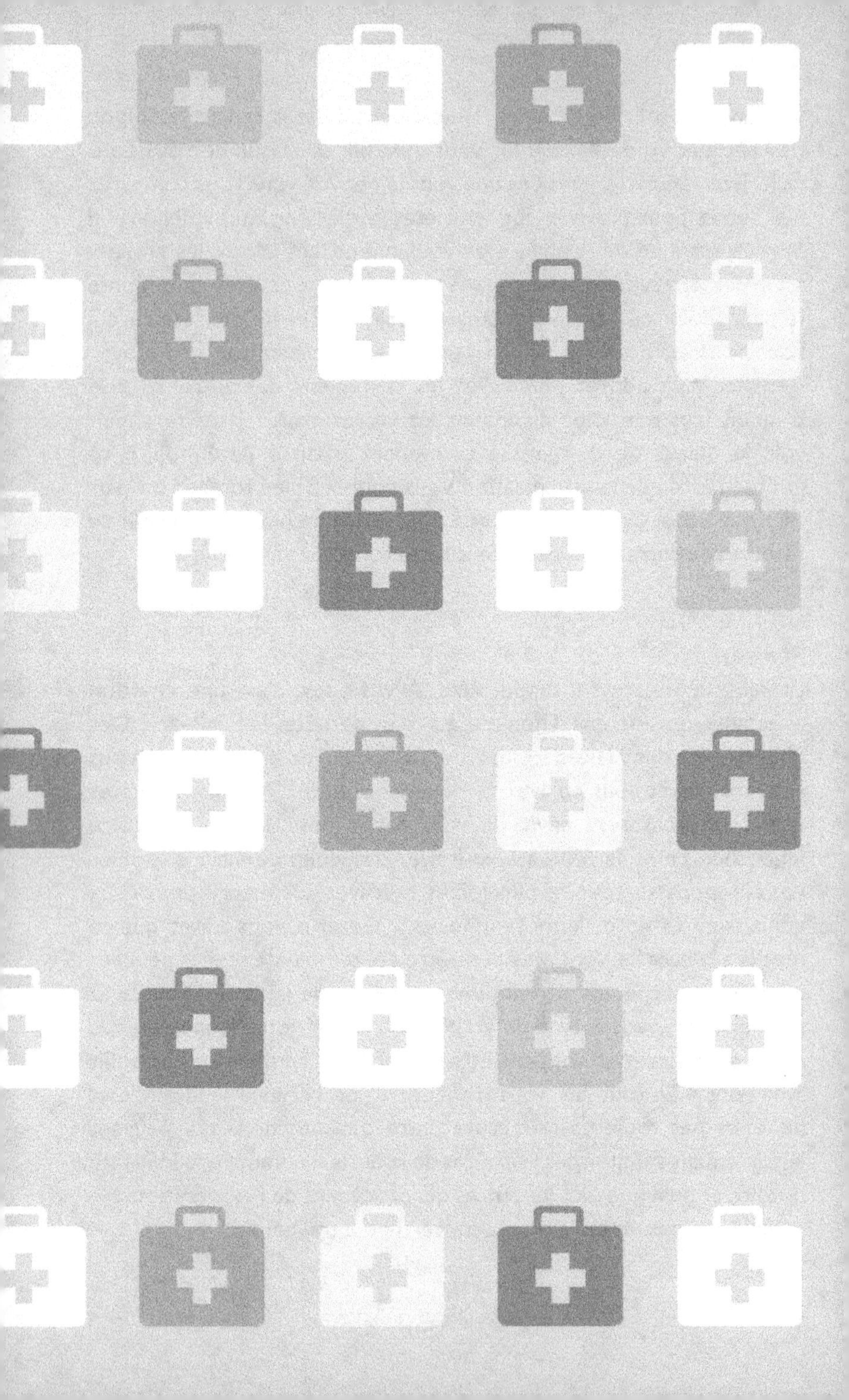

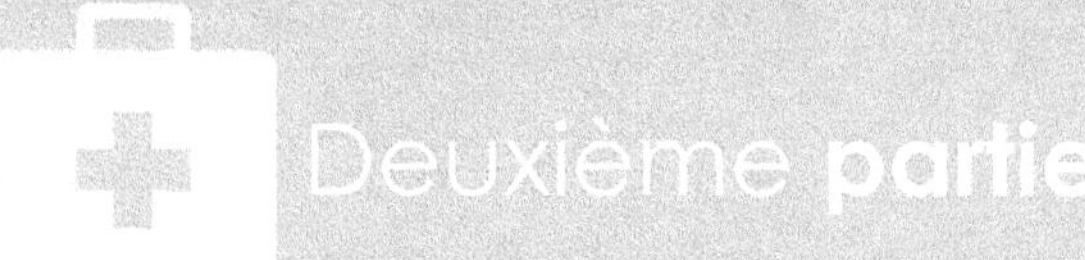

Dans la tête du jaloux

En guise de préambule

Aux sources d'un sentiment archaïque...

La jalousie existe depuis la nuit des temps. Comme le note Willy Pasini dans son ouvrage *La Jalousie*[1] : « La jalousie a été d'abord "nécessaire" à la survie, puis au fil du temps, elle s'est détachée de cette fonction pour devenir une simple composante de l'orgueil masculin : un orgueil de possession, consistant aux autres à montrer sa "proie", non plus dans les cavernes préhistoriques, mais dans les salons de Paris. » Cette phrase nous conduit à nous interroger sur plusieurs points. D'abord sur le rôle « protecteur » de la jalousie, garant si l'on en croit le sexologue de la survie de la race. L'explication est simple : l'homme considère la femme comme sa propriété, se garantissant ainsi d'éventuelles naissances illégitimes, et la femme accepte cet état de fait car l'homme lui garantit, selon Pasini, « sécurité et nourriture pour elle et sa progéniture ». Bref, un sympathique échange de bons procédés. Je suis jaloux, tu es à moi, mais tu le supportes car je t'offre le gîte et le couvert ! Autre point que Willy Pasini relève implicitement : la jalousie serait exclusivement – ou majoritairement – l'apanage des hommes. La jalousie s'enracine dans nos peurs primitives, comme la peur de l'abandon du petit enfant (l'une de ces peurs archaïques dont parle Winicott, très présentes chez le nourrisson et qui, si elles perdurent à l'âge adulte, peuvent provoquer des comportements d'agrippement ou de refus d'attachement extrêmement difficiles à vivre). Elle est aussi nourrie au sein du complexe œdipien (c'est le parent qu'on jalouse et dont on brigue la place) et plus tard au cours de notre vie, elle s'incarne dans cette « jalenvie », mélange de jalousie et de désir de ressemblance, évoquée par Pasini.

---

1. *La Jalousie*, Willy Pasini, Odile Jacob, 2004.

... né de notre inconscient

La jalousie peut jaillir de notre inconscient à la faveur de certains événements qui « réveillent » des souvenirs enfouis, des traumatismes anciens. N'oublions pas que la notion de « traumatisme », au sens où l'entend la psychanalyse, ne se résume pas seulement à des événements violents. Ce qui traumatise « fait date » et nous marque. Il peut s'agir d'événements anodins, mais qui ont compté pour nous et que nous avons refoulés, apparemment « oubliés », mais pourtant bien présents. Certaines situations peuvent ainsi révéler la jalousie d'un sujet. « C'est comme si la jalousie jaillissait directement de notre inconscient, de même qu'un lapsus, un rêve ou un acte manqué », relève Willy Pasini, donnant ici une explication à la violence qui accompagne cette découverte.

1 Envie, avidité et jalousie... aux racines d'une passion

Définir la jalousie est assez complexe. D'abord parce que cette passion se confond avec l'envie, sentiment qui en est proche et avec lequel on note souvent une imbrication, voire une confusion. Dans le langage courant en tout cas, envie et jalousie sont assimilées. Quand on parle par exemple d'un collègue ou d'un cousin « jaloux », il faut souvent entendre « envieux », mais le langage fait rarement le distinguo. La psychanalyse le fait. Avec une richesse et une finesse qui n'a sans doute pas fini de faire couler beaucoup d'encre, tant les rapports entre envie et jalousie sont complexes. Car l'un ne peut cheminer sans l'autre. Quand on parle de jalousie, il faut aussi évoquer l'envie et l'avidité.

La terreur de l'abandon

Au niveau de notre vie intime, la jalousie prend racine au plus profond, dans cette petite enfance qui nous marque inconsciemment tout au long de notre existence. Cette période de notre vie dans laquelle s'enracinent nos peurs les plus archaïques et les plus difficiles à déloger une fois que nous sommes parvenus à l'âge adulte. Petits, nous avons besoin d'être aimés, mais cela n'est pas suffisant : il nous faut être préférés. Le petit frère, le bébé nouveau venu, le conjoint du même sexe, tout est une menace potentielle pour le couple idéal que l'enfant forme avec son père ou sa mère, sachant que le premier objet de désir et d'attachement est cette figure maternelle dont il ne peut se passer. La jalousie renvoie ici à la terreur de l'enfant d'être abandonné par ses parents, et par sa mère tout particulièrement. Nos frères et sœurs, nos copains nous rendent jaloux. Nombreux sont les enfants qui, tout en réclamant qu'on aime leurs camarades, sont malades de jalousie quand leurs parents manifestent un intérêt particulier pour ces mêmes amis. La jalousie enfantine, quand elle ne se manifeste pas avec violence physique, ne doit pas être jugée. C'est une étape émotionnelle obligée, quand l'enfant découvre qu'il n'est pas pour sa mère l'unique objet d'amour possible. L'enfant « doit » découvrir cela pour grandir. Il doit traverser l'épreuve de la jalousie et de la haine et la surmonter pour devenir adulte. Freud affirmait d'ailleurs que l'absence de jalousie était sujette à interrogations. La jalousie, on l'a compris, n'est pas une maladie ; c'est une part constitutive de la mosaïque des sentiments humains. Elle ne devient pathologique que quand elle prend des formes perverses.

Envie ou gratitude ?

Mélanie Klein a analysé dans son essai *Envie et gratitude*[1] les différenciations entre envie et jalousie. À l'opposé de la gratitude (qui pourrait se résumer à la pleine satisfaction de l'enfant face au sein), elle définit l'envie comme le « sentiment hargneux que l'autre possède et jouit de quelque chose de désirable – la pulsion envieuse consistant à l'enlever ou à le corrompre ». Pour elle, « la jalousie se fonde sur l'envie, mais, alors que l'envie implique une relation du sujet à une seule personne et remonte à la toute première relation exclusive à la mère, la jalousie comporte une relation avec deux personnes au moins et concerne principalement l'amour que le sujet sent comme lui étant dû, amour qui lui a été ravi – ou qui pourrait l'être par un rival ». Klein introduit deux nouveaux concepts, l'avidité et l'envie, qu'elle distingue nettement de la jalousie. Ces trois mécanismes psychiques tournent tous trois, tels de zélés satellites, autour de cette « pulsion de mort » dont la psychanalyse freudienne a fait l'un de ses fondamentaux. Mais tout en se nourrissant de cette pulsion – et en la nourrissant –, ils

---

1. *Envie et gratitude*, 1957, Mélanie Klein, réédité par Gallimard, 1968.

opèrent de façon différente. L'avidité cherche voracement à aspirer le contenu du sein afin de s'en remplir le plus complètement possible. L'avide veut s'accaparer ce qui remplit l'autre, se l'approprier et s'en repaître. Quitte à en avoir une indigestion. Il est goulu, insatiable. Il demande ce qui est impossible à obtenir et que l'autre ne peut lui donner, comme s'il cherchait à demeurer inassouvi. L'avidité réclame également ce dont elle n'a pas besoin. Le but n'est pas de s'approprier le contenu du sein maternel, mais bien de le vider et de l'épuiser pour qu'il n'en reste plus rien. Peu importe si elle n'a pas « besoin » de ce contenu qu'elle aspire...

L'envie veut « pourrir » le bon sein

L'envie, au sens kleinien, ne se contente pas d'un tel festin cannibale. Non seulement elle veut vider le sein, mais elle veut en plus qu'il n'en reste rien après elle, ou que ce qu'il en reste soit si corrompu que personne n'en veuille. Jouir et vider ce qui est bon n'est pas suffisant ; ce n'est même pas le but. Il faut détruire et s'acharner à ne laisser derrière soi qu'un champ de ruines pestilentielles. « L'envie, elle, ne vise pas seulement à la déprédation du sein maternel, elle tend en outre à introduire dans la mère, avant tout dans son sein, tout ce qui est mauvais, et d'abord les mauvais excréments et les mauvaises parties du soi, afin de la détériorer et de la détruire. Ce qui, au sens le plus profond, signifie détruire sa créativité », nous dit la psychanalyste. Et il faut bien préciser ici que quand Mélanie Klein parle de « sein », il faut entendre autre chose que le sein nourricier. Ce mot doit être entendu dans son sens le plus large, avec ce qu'il compte de symboles, d'extensions et de prolongements dans la vie du petit enfant, puis plus tard de l'adulte. « Je ne dis pas que le sein représente simplement pour l'enfant un objet physique, précise la disciple de Freud. L'ensemble des désirs et des fantasmes inconscients tend à parer le sein de qualités qui dépassent de loin la fonction de nutrition en tant que telle. » Selon Klein, en effet, le « bon sein » est « le prototype de la bonté maternelle, de la patience et de la générosité inépuisable, ainsi que de la créativité ». Ce qui va très loin, puisque, précise-t-elle, « ce sont précisément ces fantasmes et ces besoins pulsionnels qui enrichissent l'objet originel au point de le constituer comme le fondement de l'espoir, de la confiance et de la croyance dans le bien ». On aura évidemment compris que le petit enfant, face à ce déferlement d'émotions, n'est pas capable de les dire et de les rationaliser à travers le langage. C'est de manière primitive qu'il vit cet attachement. Et la détestation qui peut en découler. Ces émotions des premiers âges de la vie sont d'une puissance et d'une violence d'autant plus grandes que le langage n'est pas encore là pour en prendre sa part.

L'envie déteste la jouissance

L'envie est d'autant plus destructrice et difficile à combattre qu'elle affecte la faculté de jouissance. Or, il n'y a que la jouissance qui puisse venir à bout de l'envie car, nous dit Klein, « c'est la jouissance et la gratitude qu'elle entraîne qui atténuent les pulsions destructives, l'envie et l'avidité ». Avidité et envie n'offrent pas de place au plaisir et empêchent donc le sentiment de sécurité et de gratitude. Pourtant, l'envie est aussi une étape obligée dans la construction d'un être humain. C'est d'ailleurs en recherchant les solutions à ces conflits intimes que l'enfant peut se construire, développer sa créativité et renforcer son moi. Les enfants les plus aimés, les mieux entourés, peuvent aussi être en proie à l'envie et à la haine, mais ces états négatifs demeurent transitoires et peuvent être surmontés en faisant appel à la jouissance et à la gratitude. « Le sentiment de gratitude est un dérivé important de la capacité d'aimer ; il est essentiel à l'édification de la relation au bon objet et nécessaire à la reconnaissance de ce qu'il y a de "bon" chez les autres et chez soi-même. » On comprend mieux comment l'envie peut créer chez un être au moi fragile des désordres et des misères. D'autant que cette émotion est génératrice d'angoisses destructives très violentes. Il y a dans l'envie beaucoup de colère et de misère. Encore plus que dans la jalousie. L'envie « est » de la colère. L'envieux est malheureux et parfois désespéré, car sa quête est finalement sans espoir.

Un jeu à trois

Et la jalousie ? Pour Mélanie Klein comme pour Freud, sa différence tient dans le fait qu'elle nous parle d'amour et de rivalité amoureuse. Elle invite d'autres personnages sur la scène. « La jalousie se fonde sur l'envie, écrit-elle, mais alors que l'envie implique une relation du sujet à une seule personne et remonte à la toute première relation exclusive à la mère, la jalousie comporte une relation avec deux personnes au moins et concerne principalement l'amour que le sujet sent comme lui étant dû, amour qui lui a été ravi – ou qui pourrait l'être – par un rival », écrit-elle dans *Envie et gratitude*[1]. Le jaloux se sent spolié. « On » lui a volé l'amour de sa mère. Il n'aura de cesse de sentir ce précieux sentiment lui échapper, lancé avec désespoir dans une quête de l'objet d'amour perdu. La lutte semble perdue d'avance. Mais elle ne l'est pas. Tout au long de notre vie, nous pouvons surmonter des moments de grande jalousie, des « pics » de sentiments négatifs qui nous grandissent et nous permettent de progresser inlassablement. À tout âge.

Du zèle à la jalousie...

Étymologiquement, le mot « jalousie » vient du grec *zelos*, qui signifie « ardeur, zèle ». Ne dit-on pas dans un français précieux : « Il entretient ses bonsaïs avec un soin jaloux » ? Évidemment, on comprend que le jardinier dont il est ici question ne craint pas que son arbre aille voir ailleurs, mais qu'il le couvre de soins zélés et attentifs ! La différence entre un envieux et un jaloux, c'est que ce dernier désire intimement accaparer choses et personnes pour lui seul. Le partage, cela ne lui dit rien... Ce qui le motive et le rend heureux c'est de se savoir seul bénéficiaire d'un avantage.

Lacan et l'invidia

Le psychanalyste Jacques Lacan nous a parlé de l'envie à travers le concept de l'« invidia ». Ce nom est tiré de celui de la déesse romaine

---

1. *Envie et gratitude*, 1957, Mélanie Klein, réédité par Gallimard, 1968.

de l'envie, vieille femme hideuse poursuivant les mortels de son « mauvais œil ». Invidia regarde les hommes « de travers ». Reprenant Klein, Lacan précise d'emblée qu'il faut distinguer l'invidia de la jalousie : « Ce que le petit enfant ou quiconque envie, ce n'est pas du tout forcément ce dont il pourrait avoir envie, comme on l'exprime improprement. L'enfant qui regarde son petit frère, qui nous dit qu'il a encore besoin d'être à la mamelle ? Chacun sait que l'envie est communément provoquée par la possession de biens qui ne seraient à celui qui envie d'aucun usage et dont il ne soupçonne même pas la véritable nature. Telle est la véritable envie. Elle fait pâlir le sujet devant quoi ? Devant l'image d'une complétude qui se referme et de ceci que le a, le a séparé, à quoi il se suspend[1], peut être pour un autre la possession dont il se satisfait, la *Befriedigung*. » Comme le souligne Jean-Pierre Durif-Varembont, Lacan se réfère ici directement à un passage de Saint-Augustin « dans lequel celui-ci parle du petit enfant regardant son frère pendu au sein de sa mère, le regardant *amare conspectu*, d'un regard amer qui le décompose et fait sur lui-même l'effet d'un poison... »

Qui es-tu, Invidia ?

Invidia était une déesse romaine – équivalent féminin du Phtonos grec – qui désignait l'Envie. Ce nom est dérivé du verbe *invideo*, qui signifie « regarder d'un œil malveillant et funeste, jeter le mauvais œil » et par extension « être malveillant, vouloir du mal, porter envie, jalouser ». Cette terrible divinité était représentée sous des traits peu sympathiques : un fantôme de femme efflanquée, les yeux torves et enfoncés, des serpents dans les mains et un autre lui dévorant le cœur. Parfois accompagnée d'une hydre à sept têtes, cette peu amène déesse terrifiait les pauvres mortels. Invidia est parfois assimilée à la Némésis grecque, déesse de la vengeance.

---

1. Lacan évoque ici son fameux concept d'objet « a », objet du désir ne pouvant être désigné par aucun objet.

Concurrence, projection et délire...

Pour Freud, la jalousie est avant tout « amoureuse ». Il la place d'emblée sur ce terrain où Œdipe règne en maître absolu, jamais dépassé, jamais égalé. Toujours maître de nos passions. Si l'on en croit le père de la psychanalyse, ce sentiment peut prendre trois formes : la jalousie « concurrentielle », la jalousie « projetée » et la jalousie « délirante ». La jalousie normale, concurrentielle, identifie le partenaire comme le parent désiré (papa ou maman). Le jaloux, tel un enfant, craint d'être arraché à cette délicieuse source d'amour. La jalousie projetée, comme son nom l'indique, dénote une « projection » du jaloux vers son compagnon. « J'ai peur que tu me sois infidèle, car je le suis ou j'ai très envie de l'être. » En gros, il s'agit d'attribuer à l'autre ses propres désirs d'infidélité, refoulés ou pas. Quant à la troisième forme définie par le père de la psychanalyse, elle est qualifiée de « délirante ». Pour Freud, il s'agit d'un déni de sa propre homosexualité ainsi résumé : « Je ne l'aime pas car c'est un homme, mais c'est ma femme qui l'aime... »

En concurrence...

La jalousie concurrentielle pourrait être motivée par des expériences malheureuses, des infidélités passées qui ont créé un traumatisme et la crainte que cela se reproduise. Le trompé est resté marqué dans sa chair et son psychisme par le souvenir de la tromperie. Son humiliation n'a pas été surmontée, pas plus que sa douleur ou son angoisse. La blessure narcissique a laissé des cicatrices qui ont pour nom peur et angoisse d'être trahi à nouveau. La jalousie projetée, on l'a bien compris, est motivée par un désir inconscient de tromper l'autre ou par la réalité de ses propres infidélités. Rester fidèle n'est pas facile, il faut le reconnaître. Même pour les plus fidèles ! Les liens du mariage sont en permanence assaillis par les tentations. On ne peut nier celles-ci, car si c'est le cas et si l'on se refuse soi-même en tant que « pouvant être tenté », on risque de chercher l'apaisement dans un mécanisme inconscient qui consiste à refouler ses propres désirs d'infidélité et à les calquer sur son partenaire. La jalousie délirante, que Pasini désigne comme « délire paranoïaque de jalousie », est beaucoup plus inquiétante et plus difficile à traiter. Selon Freud, il s'agirait d'une défense contre une homosexualité refoulée, puissamment rattachée au complexe d'Œdipe et révélatrice d'un état psychopathologique sévère pouvant aller jusqu'à la paranoïa et à la violence. La peur de perdre la place de l'être aimé oblitère tout ; elle pourrit la vie du couple. C'est une obsession. Le jaloux paranoïaque cherche désespérément les preuves de son infortune, presque déçu de ne pas les trouver, toujours sur sa faim, jamais satisfait des preuves de fidélité de son conjoint. Sa victime est progressivement prise au piège, engluée comme une mouche au milieu d'une toile d'araignée. Car le jaloux utilise toutes les armes : manipulation, harcèlement, mensonge, larmes, violence... Chacun des gestes de l'autre est sujet à suspicion. Toute expression spontanée est interdite. Y compris celle de l'amour. Puisque, de toute façon, tout ce qu'il dit, tout ce qu'il fait, se retourne contre lui. C'est le sacre du malentendu. Du « non entendu ».

Une conjugaison au passé

Les racines profondes de la jalousie se conjuguent rarement au présent. Elles se trouvent souvent dans le passé de ceux qui les éprouvent, qui ne font inconsciemment que rejouer des épisodes de leur passé en donnant à leurs partenaires actuels la place de ceux d'autrefois, amants dévastateurs ou parents oublieux ou trop possessifs. Le présent et la réalité ne sont pas en cause, sauf si effectivement, le jaloux s'est déniché un partenaire particulièrement menaçant, expert en séduction et en infidélité. Ce qui n'est pas si rare car, nous l'évoquerons plus tard, il arrive fréquemment que les esprits jaloux nourrissent inconsciemment leurs tourments en choisissant des conjoints qui ajoutent de l'eau au moulin de leurs angoisses les plus enfouies. Souvent, nous ne savons que remettre inlassablement en scène les épisodes les plus navrants de notre existence, persuadés que nous sommes les jouets d'un destin injuste, et victimes d'une sorte de malédiction. Ces schémas résistent rarement à la thérapie quand celle-ci est menée avec énergie et motivation. Dans ces cas-là, c'est au thérapeute de repérer rapidement le point de rupture et de répétition pour permettre à celui qui souffre de se libérer de ses chaînes.

On pourrait aussi émettre l'hypothèse que certains d'entre nous ont plus de difficulté à surmonter le « syndrome d'agrippement », étape normale du développement de l'enfant qui consiste à s'accrocher à ses parents – particulièrement à sa mère – et à dépendre totalement d'eux. Il est évident que le nourrisson est dans un total état de dépendance. Il ne peut survivre sans cet autre qui est son parent nourricier. Au fur et à mesure de son développement, il apprend à se détacher de cet objet de dépendance pour prendre de plus en plus d'autonomie. Pour certains, ces étapes progressives ne s'accomplissent pas entièrement, ou trop brutalement, ce qui renforce le sentiment de dépendance à l'égard de l'autre. Les jaloux ont du mal à se détacher de ceux qu'ils aiment ; ils éprouvent également des difficultés à être seuls. Ils n'ont pas admis l'altérité et dans leur tête, il est absolument évident qu'ils doivent « faire corps » avec l'objet de leur affection, comme le bébé « fait corps » avec sa mère qui le nourrit, l'aime et lui donne tout ce qui est nécessaire à sa survie. Le jaloux, comme le nourrisson, ne peut exister hors de ce lien puissant qui lui donne l'impression que l'autre est entièrement nécessaire à sa survie. Quand cet autre prend de la distance, il se sent littéralement assailli par des angoisses de mort. Il est encore soumis à ce « syndrome d'agrippement » qui le pousse inconsciemment à se cramponner avidement à ceux qu'il aime. Il y a du désespoir et de la détresse dans cette jalousie qui l'empoisonne. Il ne sait pas aimer autrement qu'en se liant corps et âme à l'autre. Ce qui revient à dire que le jaloux ne reconnaît pas « l'autre ». Cela lui est trop douloureux. On peut alors comprendre à quel point « l'autre » est synonyme de souffrance pour le jaloux, qui ne peut être heureux dans une relation. Sa souffrance est la résultante directe de son attachement excessif et incontrôlé. D'un côté, il sait que cet autre ne lui appartient pas, mais de l'autre, il ne peut accepter une idée aussi insupportable, génératrice de peurs d'abandon et de solitude effroyable. Accepter l'altérité, c'est reconnaître que l'autre nous est extérieur, et en quelque sorte « étranger ». Pour le jaloux, c'est une idée inconcevable. « Faire deux » avec un partenaire lui est impossible. Il sait uniquement « faire un »...

Les « bons » parents

Si avoir des parents trop présents ne facilite pas cet apprentissage de l'autonomie, vivre auprès de parents distants ne le permet pas davantage. Le vide qui s'installe alors, la profonde solitude que peut connaître l'enfant dans ses premiers instants, est au centre des recherches affectives de ce petit être : il se sent abandonné. Plus tard, en tant qu'adulte, il risque de ne jamais se sentir rassuré. Il « s'accrochera » de toutes ses forces aux objets d'amour qu'il aura élus. Pour ne pas être « accro » à cet autre qu'on ne reconnaît pas comme différent, il faut avoir été accompagné juste ce qu'il faut par ses parents. Ni trop, ni pas assez... Dans cette problématique, on devine à quel point le mythe des « parents parfaits » peut être préjudiciable et toxique. La vision « olympéenne » de la famille, qui pose en principe de base des parents-dieux omnipotents, porte les germes de la toxicité. Les dieux de l'Olympe sont coléreux et imprévisibles, jaloux et possessifs. Les enfants de parents-dieux peuvent être victimes de maltraitance tout en continuant à les aduler. Et ils peuvent être conduits en tant qu'adultes à reproduire ce comportement sur leurs propres enfants. Un cercle infernal où jalousie et envie ont toute leur part...

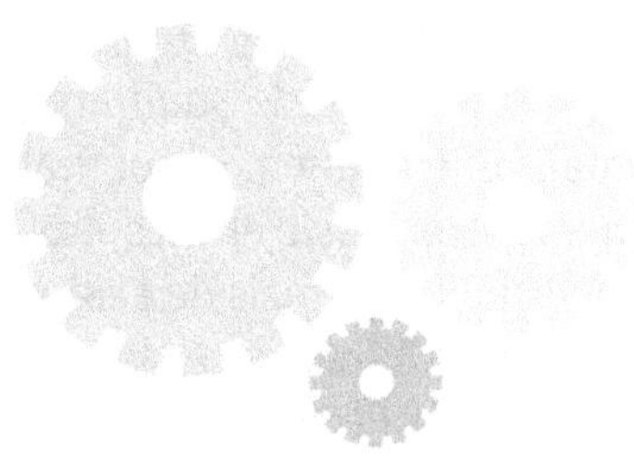

Un pouvoir totalitaire

Une passion tyrannique

Pourquoi est-il si difficile de juguler sa jalousie ? La réponse pourrait être : parce que c'est une passion. La jalousie avance sous le masque de la passion amoureuse. Elle rend les sentiments intenses, même si c'est difficile et douloureux. Elle ne parle pas d'échange apaisé avec un compagnon de route. Loin s'en faut ! On ne chemine pas tendrement avec un jaloux. C'est une affaire de possession – au sens quasi diabolique du terme – et de non-séparation d'avec l'être aimé. Les jaloux ont « besoin » de leur jalousie pour se sentir exister. Sans elle, ils sont perdus, privés de but. Désincarnés, car ils sont littéralement « habités » par elle. La jalousie, telle une drogue, aveugle celui qui en est épris. « Prenez garde, mon maître, à la jalousie. C'est un monstre aux yeux verts qui produit l'aliment dont il se nourrit ! » dit Iago à Othello dans la pièce de Shakespeare. Comme le note Jean-Pierre Durif-Varembont dans *La Passion de la jalousie, maladie d'amour ?*[1], le jaloux est véritablement « aliéné » à sa passion : « La jalousie possède tous les traits de la passion amoureuse par son intensité affective et sensationnelle, et par le rapport de possession et de non-séparation d'avec l'autre. » Comme il le relève, « la jalousie archaïque, reste de ce premier amour de l'autre complémentaire double de soi, porte donc sur un objet dans une relation spéculaire d'où le tiers est exclu. Plus tard cet amour-là entraîne une identification totale de soi à l'objet aimé parce que l'un est l'autre. Cet objet est alors toujours nécessairement unique, irremplaçable, totalitaire et monstrueux... » Ce pouvoir totalitaire de l'objet aimé (si mal aimé, mais aimé malgré tout...), les jaloux savent très bien de quoi il retourne. La jalousie fait d'abord une première victime : le jaloux lui-même. Comme toute passion, elle exerce sur lui une véritable tyrannie. L'objet d'amour a tous les pouvoirs.

---

1. . « La passion de la jalousie, maladie d'amour ? », Jean-Pierre Durif-Varembont, *Cahiers de psychologie clinique*, n° 19, février 2002.

Les hormones en question

Selon une étude récente, la jalousie serait liée à une diminution du nombre des transmetteurs de la sérotonine. Il arrive que les psychiatres traitent les jaloux pathologiques à l'aide de médicaments modifiant le niveau de sérotonine, ce qui permet de refréner les obsessions en apaisant la personne traitée. Une autre hypothèse relie la jalousie au taux d'œstrogènes. Plus il est important, plus on est jaloux...

Envie et jalousie : un couple infernal

On l'aura compris, envie et jalousie se confondent souvent. Pourtant, dans la vie quotidienne, il est significatif de relever que l'envie semble moins grave que la jalousie, alors que pour certains psychanalystes – les kleiniens notamment –, l'envie est la mère de la jalousie et parle de totale destruction de l'objet aimé. La réalité est sans doute que jalousie et envie peuvent se nourrir l'une et l'autre. Les jaloux sont des envieux. Un jaloux pathologique se lancera dans une entreprise de démolition de son objet d'adoration. Une croisade qui peut se résumer en une phrase : « Je préfère te voir mort (ou morte) que de te voir appartenir à un (ou une) autre ! » Jaloux et envieux ont en commun les mêmes rêves de « non-partage ». Ils ne peuvent se contenter des « restes ».

C'est ce mode exclusif qui marque la différence. Il ne suffit pas au jaloux (ou à l'envieux) de posséder. Son plaisir lui vient également du fait qu'il en prive quelqu'un d'autre et qu'il n'est pas obligé de partager. C'est cette impossibilité de prendre du plaisir avec autrui, cette impossibilité de jouir autrement que tout seul de son bien, qui distingue le jaloux de l'envieux. Au travail, par exemple, le collègue jaloux ne se contente pas d'envier la position d'un autre qu'il juge plus enviable. Il ne veut pas vraiment occuper cette place et si on vient à la lui proposer, il n'est pas certain qu'il sache en profiter. Non, ses intentions sont autres. Il lui veut du mal et se réjouit quand ce dernier voit son étoile pâlir. Le jaloux aime savoir que son rival souffre. Trompé par sa femme, un mari bafoué se sentira grandi de voir son amant diminué. Sa puissance augmentera tandis que celle de son ennemi va s'amoindrir. La jouissance de mettre à terre un rival égale souvent le bonheur de conserver l'amour de celui ou celle qu'on aime. Ce qui conduit à se poser la question : est-ce encore de l'amour ? De la passion amoureuse, certainement.

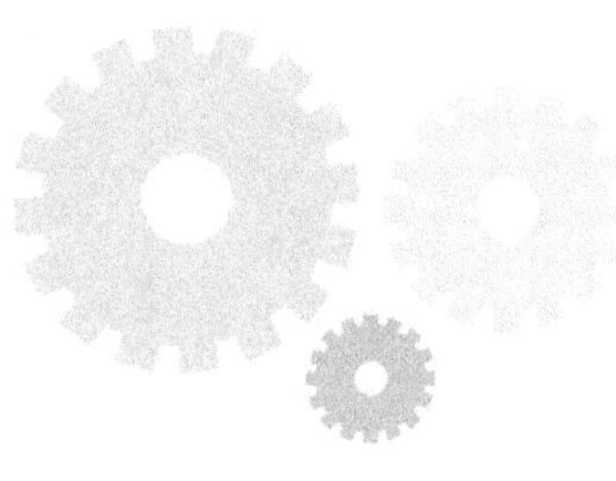

3 Une source d'inspiration...

Dans le monde des arts et de la littérature, la jalousie, « la plus vaine et tempétueuse maladie qui afflige les âmes humaines » comme en parlait Montaigne, est un matériau exploité avec bonheur. Dès l'enfance, notre imaginaire est baigné de vilains jaloux, tant ce sentiment a inspiré les grands auteurs du genre. Jalouse, la belle-mère de Blanche-Neige ! Jalouses, les sœurs de Cendrillon ! Jaloux et possessif, le père de Peau d'Âne ! Dans la Bible aussi, les cœurs en proie à l'envie et au désir de possession se pressent en un sombre cortège. N'est-ce pas, Caïn ? Les frères de Joseph vendent celui-ci aux Égyptiens. Saul se ronge devant la réussite de David... Que de cœurs tourmentés livrés à la jalousie ! Même le Tout-Puissant souffre de ce sentiment. Dans le Deutéronome 32:16, on relève avec intérêt que même Lui n'est pas exempt de ce défaut si humain : « Les Israélites excitaient la colère du Seigneur par des pratiques abominables, ils provoquaient sa jalousie en adorant des dieux étrangers. »

Un trésor pour la littérature

De Flaubert à Proust en passant par Colette – dont l'*Ingénue libertine* est à cet égard édifiant, car il révèle les méandres sinueux de cette passion –, la littérature française a fait de la jalousie l'une de ses sources d'inspiration. En 1829, dans sa *Physiologie du mariage*, Balzac se fait même le défenseur de ce sentiment en arguant du fait que les femmes en ont besoin pour se sentir désirées. « Ne craignez pas qu'une femme se fâche. Elle a besoin de votre jalousie... » Cela dit, l'écrivain note également que le fait de rendre – faussement – son mari jaloux permet à la femme de le tromper réellement avec un autre et d'endormir sa confiance.

Le jaloux roulé dans la farine

Chez les écrivains et les dramaturges, la jalousie se prête à des variations légères, futiles, mais aussi tragiques. Comme toutes les passions humaines, elle peut être source de ridicule dans ses excès, mais ces mêmes excès la conduisent parfois sur la route des enfers. Quand Othello tue de ses mains la femme qu'il aime, c'est l'innocence même qu'il sacrifie dans le dernier souffle de Desdémone. Quand les cocus magnifiques de Feydeau ou Labiche se laissent berner par de fines épouses expertes dans l'art de ranger les amants dans leurs placards, on s'amuse de voir le jaloux trompé. On peut même l'avouer : on jubile de voir le jaloux roulé dans la farine !

« Les feux tournants de la jalousie »

Chez Proust, « les feux tournants de la jalousie » planent en permanence entre les lignes, réduisant nos cœurs en cendres. Pour l'homme de la *Recherche du temps perdu*, ce sentiment est une immense souffrance, mais une souffrance indispensable à l'amour car elle lui donne du sens et de la chair. C'est aussi une porte ouverte sur la création la plus aboutie, une clé vers la poésie, la littérature et toutes les fictions de l'art. Pour Proust, il apparaît clairement que la jalousie est un puissant moteur de la création et de l'imaginaire. On notera au passage que cette croyance va de pair avec ce que pensait Mélanie Klein de la jalousie surmontée avec bonheur chez l'enfant. Le jaloux, selon Proust, est un enquêteur lancé à la recherche de la vérité de cet Autre qui lui échappe et dont le mystère l'obsède. C'est également un écrivain en puissance qui élabore des plans, échafaude des théories, écrit dans sa tête des histoires censées lui apporter des réponses (ou d'autres questions) à ses interrogations. C'est un cercle vicieux, un enfer en forme de prison : « L'horreur de ces amours que l'inquiétude seule a enfantées vient du fait que nous tournons et retournons sans cesse dans notre cage des propos insignifiants. » Swann est un magnifique jaloux, amoureux fou d'Odette quand il réalise à quel point une partie de sa vie lui échappe. Mais Proust a également décrit avec minutie la valeur aphrodisiaque de la jalousie. Quand le narrateur s'installe confortablement dans son amour pour Albertine, ce sentiment calme ne lui apporte plus le plaisir et l'excitation qu'il ressentait aux débuts de leur histoire. Ce calme le frustre de son amour. « L'atmosphère n'y éveillait plus d'angoisses et, chargées d'effluves purement humains, y était aisément respirable, trop calmante [...], le mariage avec Albertine m'apparaissait comme une folie » peut-on lire dans *Sodome et Gomorrhe*. Or, c'est la jalousie et le mystère attaché à la personne d'Albertine qui lui montrent à nouveau le chemin de son cœur quand il apprend qu'elle a été l'amie de Mademoiselle de Vinteuil. Cette découverte qui la lui fait voir avec d'autres yeux ravive sa flamme en attisant sa hantise et sa peur. L'amour n'est jamais calme chez Proust. Ou s'il l'est, ce n'est que pour en faire mieux apprécier les tempêtes qui agitent les cœurs tourmentés...

Une addiction chez Annie Ernaux

Dans *L'Occupation*[1], l'écrivain Annie Ernaux explore avec acuité et sans faux-semblants ce sentiment qui nous égare. Elle y définit notamment avec une grande lucidité ce que la jalousie peut avoir de commun avec des addictions comme l'alcool ou le tabac… « Le plus extraordinaire dans la jalousie, c'est de peupler une ville, un monde, d'un être qu'on peut n'avoir jamais rencontré. » Apprend-elle dans quelle avenue vit le nouvel amour de son amant ? Tout le quartier se trouve miné par cette présence. Et « contaminé ». « J'enviais les mœurs primitives, les sociétés brutales », écrit-elle, mais en fin de compte ses actions sont moins mauvaises que ses intentions. Et quand la jalousie, ce maléfice, cesse enfin, nulle sensation de bénéfice. « J'ai parfois le sentiment d'avoir perdu quelque chose, à peu près comme celui qui s'aperçoit qu'il n'a plus besoin de fumer ou de se droguer. »

---

1. *L'Occupation*, Annie Ernaux, Gallimard, 2002.

4 Hommes/femmes : match nul ?

En l'absence de sondages sur le sujet, nous sommes privés de chiffres pour déterminer avec exactitude la répartition du sentiment de jalousie selon les sexes. On admet en général qu'il y aurait davantage d'hommes jaloux de manière pathologique que de femmes. Les hommes vont plus loin dans la manifestation. Culturellement, cela peut s'expliquer par le fait que l'infidélité masculine est mieux admise que les frasques féminines, encore très mal vues par la société. Pour quelle raison ? Parce que, là encore, les poncifs ont la vie dure : les hommes mettraient moins de sentiments dans leurs rapports sexuels et pourraient faire l'amour « juste pour l'hygiène », tandis que les femmes, incapables de se donner sans sentir battre leur cœur, ne se contenteraient pas de tromper avec leur corps, mais de toute leur âme, ce qui est évidemment jugé avec une grande sévérité par les censeurs ! Tromper avec son corps, ce n'est pas grave. Tromper avec son cœur, c'est une autre affaire. D'où la conclusion pour le moins hâtive que l'infidélité féminine est « plus grave » que la tromperie masculine. De fil en aiguille, on admet plus volontiers qu'un homme devienne fou de rage en apprenant sa disgrâce et se livre sur sa compagne à des actes brutaux en représailles. En résumé : le jaloux a le droit de battre sa partenaire alors que la femme jalouse n'a pas à se plaindre ; son conjoint n'a pas voulu la tromper. Juste s'amuser pour passer le temps. Et puis, de toute façon, « c'est moins grave »...

De tels jugements à l'emporte-pièce amènent la jalousie féminine à être souvent plus mal considérée que la jalousie masculine, alors que la majorité des actes violents commis sous emprise de ce sentiment sont le fait des hommes. Les femmes apprécieront...

Chez les hommes, c'est légitime !

Et ce n'est pas tout... La jalousie masculine semble légitime parce qu'elle s'inscrit depuis la nuit des temps dans une logique de préservation de la race. « Il existe pourtant, et ce depuis le début du Haut Néolithique, un insidieux « mâle-être » existentiel en tout homme, dû au fait que ce dernier souffrait de ne pouvoir se prononcer avec certitude de l'identité du père biologique. Jouir du privilège d'une femelle attitrée était donc primordial pour lui, le partage de la couche conjugale avec d'autres géniteurs risquant de lui ôter la possibilité de croître et de se multiplier. À l'inverse, la femme contrainte de partager son mec avec une jouvencelle demeurait néanmoins, et sans équivoque, la mère de ses enfants » commente Bernard Leblanc-Halmos dans *Du bon usage de la jalousie*[1]. À l'époque du divorce et des tests de paternité, quand il est facile de tracer l'essence de la masculinité dans ses recoins les plus complexes, ces schémas peuvent sembler dépassés. Mais il n'en est rien. Nombre de couples vivent encore sur ce plan comme au doux temps des cavernes. L'homme dispose et la femme s'exécute. Elle est sa chose, il en dispose. Et tout le monde est content. Ou presque. Toutefois, on se gardera de généraliser à outrance. Dans certains couples, c'est l'inverse. La femme plus libre se permet des privautés et son compagnon l'attend sagement à la maison. Dans certaines relations, quand la femme se dote symboliquement d'un pénis, l'homme peut lui aussi devenir objet et se contenter d'un rôle passif. Et cela ne signifie pas forcément qu'il s'agisse d'un jeu librement consenti qui puisse rendre heureux les deux partenaires. Dans une telle situation, l'homme peut souffrir tout aussi gravement que la femme trompée, et sa souffrance le miner et ruiner ses forces vives de l'intérieur.

Trahison sexuelle ou sentimentale

Cela étant dit, hommes et femmes ne vivent pas du tout de la même façon l'infidélité potentielle de leur conjoint et ce qu'on en sait rejoint

---

1. *Du bon usage de la jalousie*, Bernard Leblanc-Halmos, L'Être image, 2005.

en quelque sorte ce que nous venons d'énoncer. Globalement, les hommes seraient plus sensibles à la trahison sexuelle, les femmes à la trahison sentimentale. De la même façon, hommes et femmes ne vivent pas de la même façon leurs peurs d'être trahis. Quand l'homme s'angoisse de la perte de sa puissance, donc de sa sacro-sainte virilité, la femme craint d'être abandonnée, laissée-pour-compte. La femme a peur d'être supplantée par d'autres femmes avec la question sous-jacente : « M'aime-t-il vraiment pour ce que je suis ? » Quand l'homme s'interroge, il se demande : « Va-t-elle m'en préférer un autre et se donner à lui ? » Ce que Bernard Leblanc-Halmos résume par : « L'homme est aux aguets et la femme craint d'être délaissée... Le couple est tourmenté. » En résumé, on pourrait dire que chez les femmes, la jalousie se manifeste plutôt par un comportement hystérique et dépressif tandis que, chez les hommes, elle prend la forme d'une paranoïa teintée d'obsession. Ce qui la rend plus inquiétante... Mais dans les faits, ces frontières ne sont pas aussi fixes. En prenant en compte la masculinité chez la femme et la féminité chez l'homme, la jalousie se teinte de plusieurs aspects sexués. Certains hommes peuvent vivre une jalousie dépressive et chez les femmes, la jalousie paranoïaque et obsessionnelle existe également.

Des fantasmes aux tourments

Les jalousies, féminines ou masculines, s'élaborent autour de fantasmes. Nous en avons tous et, pour faire simple, nous pouvons dire que leur rôle est extrêmement important dans les différents scénarios que nous mettons en place inconsciemment pour rejouer de façon plus ou moins répétitive des situations de notre vie. Ces fantasmes puissants peuvent prendre la forme de figures féminines et masculines autour desquelles nous construisons nos quêtes les plus intimes. Ce sont aussi des idées, des principes que nous édictons et qui s'interposent entre nous et le réel. Des croyances intimes qui nous guident, et souvent nous conduisent de travers, nous « obligeant » inconsciemment à reproduire des situations. Ils peuvent créer la plus grande confusion en brouillant les cartes et en nous faisant prendre les vessies de l'imaginaire pour les lanternes de la réalité ! Les fantasmes attachés à la jalousie féminine et masculine prennent racine dans les schémas les plus archaïques de notre vie. Des schémas où Œdipe tisse les fils nous reliant aux premiers objets de notre amour : papa et maman... On comprend aisément que lorsque ces fantasmes débordent de leur cadre originel et investissent le réel, la confrontation est inconfortable.

Une rivale en puissance

Chez la femme, il apparaît souvent que le fantasme prédominant consiste à voir en toute femme une rivale potentielle. Cathy, en thérapie depuis un an et demi, raconte :

> *« J'ai toujours été jalouse de mon mari. Récemment, je me suis focalisée sur un certain type de femme : grande, brune, avec un caractère assez autoritaire, genre femme d'affaires très sûre d'elle. Tout le contraire de moi ! J'en ai parlé à mon thérapeute qui m'a incitée à réfléchir sur cette fixation. J'ai alors réalisé que mon père avait un faible pour ce type de femme et qu'à l'époque j'avais été très jalouse de lui après son divorce. Pour moi, ce genre de femme était synonyme de rupture... J'avais fantasmé sur un genre de femme comme représentant l'ennemie absolue et définitive... »*

Pour l'homme, ce fantasme s'articule autour de l'idée de possession et décline la peur de voir sa femme « possédée » par un autre. On voit bien que ces deux fantasmes s'accrochent à des niveaux différents du psychisme. La jalousie masculine parle de la perte supposée de la virilité et celle de la femme de la perte de son estime de soi. L'homme veut posséder, la femme être aimée pour elle-même. Confrontés à ce sentiment, ils n'ont pas non plus les mêmes comportements. La femme « fait les poches », espionne discrètement les coups de fil suspects, épluche les agendas et relève les notes étranges, elle « renifle » – au sens propre comme au figuré – les parfums capiteux et les rendez-vous de travail qui s'éternisent. Elle peut aller très loin dans son désir d'être confrontée à sa rivale, chercher à la rencontrer, la pister, rayer sa voiture avec ses clés, tenter de l'écraser... En revanche, elle peut aussi tourner le dos définitivement au traître et le rayer de sa vie aussi vite qu'elle l'y a fait entrer. L'homme quitte plus difficilement la femme infidèle. Il veut la dominer, l'asservir, ne pas la laisser à un autre. C'est pourquoi tant d'hommes réagissent par la violence face à l'infidélité de leur partenaire. En proie au doute, les hommes ont tendance à devenir inquisiteurs, harceleurs, manipulateurs. Tout leur est bon pour récupérer leur bien.

Les femmes, moins « biologiques »

En général, on admet que les femmes sont plus détachées du biologique que les hommes. Depuis la fin des années 1960, elles ont gagné leur indépendance matérielle et morale et ont beaucoup évolué sur ce plan. Elles se pensent moins en termes de rendez-vous biologiques comme les règles, les grossesses, la ménopause. Elles ont, pourrait-on dire, « d'autres chats à fouetter » ! L'homme n'en est pas encore là. Son corps l'interroge et le taraude. Les questions de la sexualité le renvoient encore nettement à des angoisses biologiques. Son pénis, symbolique ou pas, l'obsède et lui pose mille questions. Pour un homme, la trahison sexuelle revient à une castration. Il se sent dévirilisé. En présence d'une tierce personne – l'amant –, il est conduit à se comparer, toujours à son détriment. Certains, en découvrant que leur femme a un amant, deviennent impuissants, tant ils se sentent comparés à cet autre forcément plus viril qu'eux. Cruel paradoxe, car dans la grande majorité des cas, les femmes ne trompent pas pour trouver le plaisir charnel, mais pour bénéficier de l'écoute compassionnelle d'un homme. Ce qu'elles recherchent, c'est de la tendresse, des fous rires complices, de la joie dans les rapports. Un cruel malentendu qui conduit bien des couples à la déroute...

5 Jalousie/amour : un couple terrible

Il a longtemps été admis qu'un amour sans jalousie « n'est pas vraiment de l'amour ». Sur le thème de « Tu n'es pas jaloux, donc tu ne m'aimes pas... », l'homme a tissé des liens étroits entre l'amour et la jalousie, cette dernière devenant une « preuve », voire une expression, de la première. Pas de jalousie ? Pas d'amour. Dont acte. Or, entre la pointe de jalousie qui, telle une pointe de piment, peut éveiller en nous une flamme ardente, et les crises de jalousie incontrôlables, les angoisses d'abandon, les fantasmes de duplicité et d'adultère qui sont le quotidien des jaloux maladifs, il y a un monde. On peut comprendre et accepter la jalousie qui naît d'un échange de regards un peu trop appuyés, on peut aussi comprendre celle qui jaillit lorsque survient une situation concrète de tromperie. Difficile de rester stoïque, en effet, quand on réalise que votre compagne vous trompe depuis des mois sans que vous en ayez eu conscience. On peut également tolérer une jalousie modérée qui stimule et titille, mais ne détruit pas.

Une affaire de dosage

La jalousie pathologique est tout à fait différente. Elle ne lutte pas avec les mêmes armes, n'habite pas sur la même planète des sentiments. Elle est du domaine du fantasme, de l'angoisse profonde, bien au-delà de l'inquiétude ou de l'anxiété : elle est au cœur même des terreurs subtiles et souterraines de l'être humain. La jalousie pathologique n'est pas une preuve d'amour. Bien au contraire, elle en est un des pires ennemis. Ces liens puissants entre amour et jalousie doivent évidemment être interrogés. Selon Willy Pasini, tout est affaire de dosage entre intérêt pour l'autre (on n'aimerait pas le voir voleter ailleurs) et confiance (mais on ne le soupçonne pas à tout bout de champ de regarder le sexe opposé d'un œil concupiscent). « De même qu'un plat trop épicé devient immangeable, une jalousie excessive rend l'amour invivable ; à l'inverse, de même que l'absence d'arôme rend un plat banal, fade et peu appétissant, le manque total de jalousie rend l'amour insipide », note le sexologue qui rappelle d'ailleurs à cette occasion que Freud considérait comme suspecte l'absence de jalousie, dans laquelle il supposait un refoulement.

Indispensable ingrédient, ou poison qui tue lentement ?

La jalousie survient rarement dans les premiers instants d'éblouissement. Au début, c'est l'amour fou, le bonheur sans nuages. La confiance règne dans le couple. Dans un tel contexte, la jalousie n'a guère de place, puisque cet amour inconditionnel et exclusif est entièrement occupé par lui-même et s'autosuffit. Les jaloux pathologiques eux-mêmes ne dévoilent pas immédiatement leur faiblesse – par tactique – ou n'y pensent même pas. La jalousie survient plus tard. Heureusement, pas forcément en dégénérant. Une dose de jalousie légère, juste histoire de faire comprendre à l'élu de notre cœur qu'il ne nous est pas indifférent, est saine pour l'équilibre sentimental. Dire à l'autre « Fais ce que tu veux, de toute façon, je ne suis pas du genre jaloux... », peut facilement être interprété comme une marque de désintérêt. Mais quand la jalousie s'installe, c'est rarement pour une courte période. Quand l'un des deux partenaires est très jaloux, il arrive toujours un moment où cette passion se ravive. L'enfance et ses rendez-vous manqués, le passé avec son cortège de chagrins et d'humiliations envahissent peu à peu l'univers intime du couple, parasitant les meilleures volontés. L'autre comme élément extérieur se découvre. Si on est suffisamment autonome et sûr de soi, pas de problème, on accepte de « faire deux ». Si on est encore agrippé psychiquement à l'objet de son amour, cela se passe beaucoup plus mal. L'autre qu'on aimait tant devient en peu de temps une menace. Et c'est l'enfer de la jalousie. Sournoisement et insidieusement apparu sans que personne l'ait souhaité. À partir de ce moment, le monde entier devient une menace pour le jaloux. Tout lui devient source de peur. Il craint qu'on lui arrache ce qu'il considère comme son bien. Il y a une large part de paranoïa dans la jalousie ; le jaloux maladif soupçonne tout le monde de vouloir lui voler son partenaire. Dès lors, chaque regard ou chaque parole anodine qui pourraient signifier une marque d'intérêt envers d'autres personnes, injectent de l'angoisse dans tous les rapports. Le poison est distillé jour après jour, s'insinuant partout, pourrissant le dialogue et la confiance. Tout-puissant. Le jaloux n'entend pas la raison ni les faits objectifs. Persuadé d'être la proie de la tromperie, il devient inquisiteur et obsessionnel. Le partenaire est pris au piège, étranglé par la méfiance ; il étouffe et se sent paralysé. La jalousie de son conjoint le prive d'oxygène et lui rend la vie impossible. Même l'air qu'il respire en est affecté.

Désirer sans passer à l'acte

Pourtant, aimer, c'est prendre des risques. C'est oser tomber de haut et s'exposer à des désillusions, du chagrin et des accommodements. Cela ne va pas tout seul. Se marier n'est jamais une garantie de fidélité : c'est là une vérité que tous les jaloux doivent avoir en tête et qu'ils oublient pourtant très souvent. Un être en proie à cette passion pensera qu'un passage devant monsieur le maire lui garantit tous les droits sur la personne à qui il passe la bague au doigt. À ses yeux, contrat de mariage équivaut à titre de propriété. C'est un leurre. Que cela lui plaise ou non. Les mœurs sociales ont admis depuis des siècles que le couple pouvait avoir une certaine marge de manœuvre face à la séduction. La femme aime plaire, l'homme aime conquérir. Et alors ? Cela ne fabrique pas pour autant des infidèles à la chaîne. On peut désirer sans passer à l'acte. Un jaloux ne peut accepter un tel postulat. Et pourtant, c'est un fait, accepter tacitement cette situation suffit généralement à désamorcer l'infidélité et à canaliser les désirs illicites. Difficile à comprendre pour le jaloux, pour qui ce genre de flirt mondain ne peut être que la porte ouverte à toutes les infamies et à son cocufiage en règle.

Jalousie, libertinage et manipulation…

Certains couples ont fait de la jalousie un piment de leur vie amoureuse. Leur histoire est basée autour du trio provocation/jalousie/désir. Pour que cela fonctionne, il faut que les deux partenaires soient au diapason, sinon l'un des deux souffre atrocement. Le conjoint, objet de la jalousie, en tire profit car il se voit comme le centre d'intérêt de son partenaire. Quant aux vrais libertins, ils ne sont pas censés être jaloux. Bien au contraire, ils jouissent, dans tous les sens du terme, de la liberté de leur partenaire. Mais là, c'est une autre histoire… Attention, il ne faut pas confondre ces couples complices avec les relations qui mettent en scène des partenaires dont l'un est un séducteur invétéré. Les séducteurs « maladifs » se servent de la jalousie comme d'une arme. C'est un moyen pour eux de prendre le pouvoir sur l'autre en le rendant jaloux et dépendant de leurs sentiments. En laissant planer le doute, en ayant des comportements troubles et ambigus, ils installent l'autre, fragile et démuni, dans un état d'insécurité qui, pensent-ils, leur profite. La jalousie de l'autre est pour eux un instrument de manipulation. Si on fouille dans le passé de ces personnes, on découvre souvent que ce sont des jaloux larvés qui nient totalement leur propre jalousie. Pour ces possessifs, il n'y a qu'un seul but : être préféré. Quitte à briser l'autre pour s'en assurer la pleine et entière propriété…

Des infidèles convertis à la constance

Les jaloux peuvent être d'ex-infidèles « guéris » qui, comme toutes les anciennes victimes d'addiction, peuvent se révéler féroces quand ils se trouvent confrontés à leurs anciens démons. Certaines personnes ayant été infidèles par le passé peuvent, quand ils trouvent l'amour, y devenir terriblement « accros ». De cette dépendance affective naît une profonde insécurité. Ils n'ont qu'une peur : que l'objet de leur désir aille voir ailleurs. Ce sont aussi parfois des « chats échaudés » qui ont été la proie d'infidélités par le passé. L'amour-propre est heurté, la blessure narcissique profonde. Comment digérer un tel traumatisme ? Le travail de deuil est ici indispensable. Lui seul permettra à ce cœur blessé d'obtenir la guérison. Chez un être trompé, la blessure narcissique est grande. Faire le deuil n'est pas aisé. Si l'on ne pardonne pas l'injure passée, ou si on ne la digère pas, il est difficile de passer à autre chose pour construire à nouveau. La guérison passe par le pardon originel, celui de la première blessure. Mais la plupart du temps, les jaloux n'appartiennent à aucune de ces « familles ». Il est d'ailleurs assez illusoire de vouloir les y placer. L'origine de la jalousie varie d'un être à l'autre. On ne saurait y établir de catégories, car tout et son contraire peuvent se mélanger. Un jaloux peut être un infidèle caché, mais il peut aussi avoir été trompé et en conserver une faille narcissique profonde et jamais refermée. En outre, la jalousie est un matériau psychique meuble, qui évolue et se modèle en fonction des événements.

Le « bon objet »

Quand on est « jaloux de nature », on devrait logiquement, pour se protéger, chercher un partenaire qui n'exacerbe pas ce sentiment. C'est pourtant presque toujours le contraire qui se produit : le jaloux choisit un conjoint séduisant, qui plaît au sexe opposé. Il alimente sa jalousie en lui fournissant la nourriture riche et copieuse qu'elle réclame : un partenaire-trophée que d'autres vont dûment convoiter. Un véritable cercle vicieux ! En voulant se rassurer, ces anxieux – c'est le cas de nombreux jaloux qui ont une faible estime de soi – choisissent des conjoints valorisants qui les mettent en valeur, mais cette réassurance les plonge paradoxalement dans l'inquiétude !

Toujours perdant en définitive...

Le pire avec un jaloux – et pour lui –, c'est que rien ne peut l'apaiser ni le rassurer. Il est persuadé qu'au fond, il a raison de se méfier. Sa quête infatigable de preuves de trahison ne peut le conduire qu'à la frustration. Il n'est jamais assouvi, jamais rassuré, jamais contenté. Sa recherche est vaine, insatiable. Quoi qu'il déniche, il va au-devant de la déception. S'il ne trouve rien, il se dira : « Quelle habileté, il (ou elle) donne bien le change ! » S'il trouve des preuves, ce ne sera jamais suffisant, car il restera sur sa faim. Et il en sera, en prime, horriblement malheureux. Sans compter qu'il risque de découvrir qu'il est lui-même la cause de l'infidélité. Un comble. Jackie se souvient avec une certaine amertume :

> *« Depuis des mois, je harcelais mon mari, persuadée qu'il avait une liaison. J'en parlais autour de moi et on me regardait comme une folle. Avec le recul, j'ai honte de moi. Je le suivais quand il partait le matin, je lui faisais les poches même quand il allait chercher du pain ! C'était horrible. Un jour que je l'avais suivi, je l'ai vu retrouver une femme dans un café. Plus tard, il m'a avoué qu'il m'avait repérée et qu'il était heureux que je souffre, car il considérait que je lui pourrissais l'existence. Il était furieux ; je ne comprenais pas. Il m'a quittée deux mois plus tard pour vivre seul, en me jetant au visage que je le dégoûtais et qu'il me tenait pour responsable de notre séparation. Je l'ai supplié, mais il n'a rien voulu entendre. Je me suis aperçue qu'en voulant préserver mon couple, je l'avais précipité dans le mur... »*

De la vigilance à l'aveuglement

Les jaloux sont également persuadés que leur méfiance est synonyme de vigilance. Ils n'ont absolument pas conscience que leur quête est vaine. Ils sont convaincus que leurs questions trouveront des réponses et que sous la roche vit une anguille. Comme ils sont jaloux, leur conjoint ne risque pas de passer au travers des mailles de la vertu ! Le monde est tellement mauvais, les hommes (ou les femmes) tellement peu fiables... On ne peut se fier à personne, mais eux, ils veillent. Hélas pour eux, la peur n'évite pas le danger et la jalousie n'empêche pas la tromperie. Comme toutes les émotions violentes, la jalousie est tout sauf la manifestation d'un éveil psychique. Nous sommes dans le monde des fantasmes, pas dans celui du rationnel. Les questions, les soupçons, les filatures, les fouilles, ne rendent pas plus sensible à la réalité d'une infidélité. La lucidité n'a rien à voir avec la jalousie... Et un conjoint surveillé en permanence alors qu'il est blanc comme neige peut un jour ou l'autre avoir envie de vérifier si l'herbe est plus verte ailleurs... Hermione, 39 ans, en a fait l'amère expérience.

> *« Je profitais de la moindre de ses absences pour fouiller dans ses affaires. J'épluchais ses agendas, relevant les noms de femmes, les lieux mystérieux, et je m'en rendais malade. Tout devenait preuve de trahison. Je me rongeais de l'intérieur, intimement persuadée qu'il m'avait remplacée par une autre. Je le regardais vivre à la loupe, comme un insecte sous la lamelle d'un microscope. Une nouvelle cravate, un peu trop d'eau de toilette, je me faisais un film. Un jour qu'il était allé chez le coiffeur, j'ai laissé mon angoisse exploser. Il m'a regardée, complètement abasourdi. Cela nous a conduits à la séparation. Je l'ai usé, persuadée au fond de moi que j'avais raison, et il a fini par se tourner vers une de ses collègues qui l'a consolé. Ça a été un tel choc que je me suis posé des questions et j'ai réalisé dans quel marasme psychologique je me trouvais... »*

Face à un tel scénario, rien ne nous empêche d'affirmer que les jaloux, au fond, aiment leur jalousie. Ceci pourrait expliquer pour quelles raisons on a souvent pu observer que les jaloux jettent leur dévolu sur des objets d'amour particulièrement désirables, et évidemment potentiellement désirables par d'autres. Comme s'il leur fallait finalement nourrir leur jalousie et la conforter dans sa place toute-puissante. Le jaloux ravive ainsi ses plaies et réveille des terreurs profondes et un fort sentiment d'insécurité.

6 En famille et au travail aussi !

Nous n'avons jusqu'ici évoqué que la jalousie amoureuse, mais celle-ci n'est pas la seule à mettre un frein à notre épanouissement. Au travail, à l'école, en famille ou dans nos rapports amicaux, cette passion peut également nous aveugler. S'il vous arrive d'en souffrir dans vos rapports amicaux, vous pouvez être agité de passions aussi douloureuses que l'amoureux qui se croit trahi. Certaines amitiés très fusionnelles ne supportent pas le partage. Certains amis sont liés de façon aussi intime – parfois davantage – que des amants. L'arrivée d'une nouvelle personne dans un groupe de camarades déjà formé, une relation amoureuse toute neuve, un changement professionnel, un éloignement passager, peuvent être source de grande angoisse pour l'ami jaloux. Nous pouvons également tomber sous la coupe de cette « jalenvie », évoquée par Willy Pasini, qui nous fait désirer un avantage (social, professionnel, etc.) pour nous seuls, en jubilant au passage d'en priver un autre. Non seulement nous voulons cette nouvelle robe, mais notre plaisir augmente à la seule pensée que notre cousine Aglaé va nous contempler dans ce sublime organdi que nous venons de lui souffler sous le nez ! Quant à cette dernière part de gâteau, n'est-elle pas plus délicieuse encore quand nous venons de la « voler » à Jérôme, ce petit frère qui nous agace profondément ?

Une étape obligée

La jalousie et l'envie font partie du fonctionnement psychique. Elles structurent l'individu et sont à la base de l'identité. La rivalité jalouse enracine le lien social. L'envie permet l'accès à la sublimation. Mais parfois, la haine destructrice entraîne des souffrances au sein de la famille, empêchant l'épanouissement de ses membres. Abel et Caïn en sont l'illustration : la jalousie fraternelle est vieille comme le monde. « Fais-toi des amis ; les ennemis, le ventre de ta mère te les donnera », affirme le dicton. Et c'est vrai, tant les sentiments entre membres d'une même fratrie peuvent mêler l'amour et la haine, la compassion et la médisance, l'égoïsme et la générosité, créant un climat d'ambivalence dans lequel la jalousie a sa part. Les études de notaires regorgent d'histoires de jalousies mal digérées qui se cristallisent, chez les frères et sœurs adultes, dans les conflits d'héritages au moment du décès des parents. Nous avons tous en tête des souvenirs de scènes effroyables en famille. Ceux qui affirment que la vie familiale est un long fleuve tranquille vivent au pays des Bisounours. Ou sont orphelins.

La jalousie « naturelle »

Un enfant est souvent jaloux d'un nouvel arrivant, d'un nouveau compagnon de sa mère, voire de sa mère elle-même au moment de l'adolescence. Ce sentiment lui est même bénéfique, car il l'oblige à s'affirmer et à accepter ses sentiments négatifs. C'est en passant ces étapes initiatiques que le moi se fortifie et que les batailles remportées sur nous-mêmes nous permettent de grandir. Ce n'est donc pas inquiétant en soi. Les signes de la jalousie chez un enfant sont multiples et propres à chacun. Pour manifester son malaise, l'enfant jaloux peut être conduit à plusieurs comportements : régression (sucer son pouce, faire pipi dans sa culotte, etc.), surattachement (surenchère de câlins, de demandes affectives), provocation (désobéissance), mutisme (il se renferme sur lui-même). Tant que l'enfant donne l'impression de surmonter tout seul sa rancœur et ses sentiments négatifs, il convient de se tenir à l'écart et de ne surtout pas dramatiser. Inutile de punir ou d'humilier un enfant jaloux. Tant que ce sentiment s'exprime sans violence physique ou morale et que le jeune envieux semble malgré tout être heureux et jouir de moments agréables, les parents ont tout intérêt à le laisser gérer seul ses démons. S'il parvient à les combattre tout seul, il en sortira grandi, rassuré, et sa jalousie s'effacera comme par magie.

Quand les conflits entre les enfants deviennent fréquents et de plus en plus violents, on change de registre. Les parents ont alors un rôle important à tenir. Il convient, par exemple, de ne pas comparer les enfants entre eux, de mettre en valeur leurs talents respectifs et de ne pas instaurer un climat de compétition entre eux. En cas de conflit bénin, ne prenez pas parti pour l'un ou l'autre et si la violence s'installe, mettez-y un frein rapidement, car elle peut perdurer et entacher ensuite les relations familiales.

Regarder la jalousie en face

Chercher à occulter la jalousie entre frères et sœurs est une erreur, mais pas seulement parce que cet aveuglement risque de favoriser son enracinement. C'est aussi un leurre, car ce sentiment n'est pas seulement négatif. À bien des égards, il est structurant, car en cas de conflit, les enfants sont bien obligés de développer des stratégies. Résoudre des différends, comprendre que l'autre « n'est pas pareil » en reconnaissant l'altérité (cette problématique essentielle dans le processus de la jalousie), exprimer ses émotions et les gérer, apprendre à écouter les autres et à négocier, expérimenter la compassion et le pardon... Ce sont là des enjeux de taille pour les enfants. Dans cette version dynamique des conflits, la jalousie ouvre à l'enfant les portes du monde extérieur. Elle lui permet de réaliser qu'il n'est pas le centre du monde et qu'il n'est pas l'unique objet d'amour de ses parents. C'est l'apprentissage du partage, une étape capitale sur la voie de l'autonomie. Le nier est une erreur. De nombreux parents, dans un louable désir d'être équitables, pensent bien faire en traitant leurs enfants « à égalité ». Ils se fourvoient. Cela renforce le sentiment de jalousie des enfants, qui ne se vivent plus dans leur rapport à l'autre que dans la confusion et la comparaison. Vouloir « faire pareil », c'est à coup sûr renforcer la jalousie et lui permettre de croître en toute quiétude.

Le clivage originel

Cette question de la jalousie au sein de la fratrie est d'autant plus délicate que les enfants ne sont pas les seuls acteurs de cette tragi-comédie sur la rivalité. Le couple parental tient le devant de la scène, organisant inconsciemment les rapports entre frères et sœurs. Père et mère sont souvent conduits à « élire » inconsciemment un enfant et à se l'attribuer. De la pure objectivisation qui conduit à calquer sur cet enfant ses propres désirs inassouvis. L'enfant, qui a naturellement tendance à entrer dans la peau du personnage écrit par le parent, entre donc en concurrence avec son frère ou sa sœur. Plus fortement encore si les deux enfants sont du même sexe. Entre sœurs, cette rivalité est particulièrement vivace et peut perdurer bien des années. Cantonnées à un rôle qu'elles n'ont pas choisi, les sœurs peuvent tenter désespérément d'empiéter sur le domaine de l'autre, car c'est aussi pour elles le seul moyen de se sentir complètes et réunies autour d'un moi solide. On voit ici à quel point la responsabilité des parents est importante dans ce clivage originel. Entre frères, cette rivalité peut même en arriver à des conflits physiques : bagarres, empoignades viriles et musclées... Et plus tard à des incompréhensions, des choix de vie si radicalement différents que le dialogue devient difficile et parcouru de malentendus.

Une concurrence précoce

Dès sa naissance, le bébé est confronté à la concurrence et il y confronte d'emblée le reste de sa fratrie. Le premier intrus dans le duo « bébé/maman », c'est le père. L'arrivée d'un autre enfant ne fait que raviver le processus. Pour l'enfant, cette incursion de l'autre au sein du divin duo qu'il forme avec sa mère est une chance, une porte ouverte sur le monde, mais il ne le sait pas encore, tout occupé qu'il est par son ressentiment. Pourtant, surmonter le sentiment d'exclusivité de l'amour maternel, c'est franchir une étape fondatrice. De la part des parents, rien ne sert de nier le problème. Un enfant a le droit d'être jaloux de son frère ou de sa sœur. Le contraindre à aimer « l'intrus » au nom de la morale est un leurre. Mieux vaut l'aider à exprimer ses doutes, sa peur de ne plus être aimé, pour qu'il ne craigne pas de reconnaître en lui des sentiments négatifs à l'âge adulte. Et ne devienne un adulte fou de jalousie à force d'avoir refoulé ce sentiment naturel...

Ma belle-mère aime trop son fils !

Avec la belle-famille aussi, la jalousie est fréquente. Il arrive notamment que l'arrivée d'une belle-fille adorée de son fils ne soit pas toujours appréciée par une belle-mère particulièrement attachée – et possessive – à sa progéniture. Une belle-fille lui « vole » son fils adoré ; elle n'est pas assez bien pour lui, il aurait pu trouver mieux. Encore qu'il soit permis d'en douter puisque ce « mieux » fantasmé, c'est elle-même, sans conteste ! Une telle jalousie insidieuse, sournoise ou franchement déclarée sous forme d'hostilité hargneuse peut largement pourrir les rapports familiaux. Si le mari reste sourd aux provocations de sa mère ou passe son temps à les minimiser, c'est un calvaire pour la malheureuse bru qui ne peut même pas trouver de réconfort auprès de son époux. La jalousie de la mère débouche ici sur la solitude intense d'une femme dont le seul tort est d'avoir épousé son fils. Ce genre de situation en dit long sur le lien œdipien et met en cause autant la mère elle-même que le fils si celui-ci ne réagit pas en homme en s'opposant à ce terrorisme sentimental.

Fille/mère : un couple infernal

Entre une fille et sa mère, la jalousie tient aussi toute sa place. Elle peut être passagère et surmontée, ce qui permet ensuite l'instauration d'un lien équilibré. À l'adolescence, une fille – pas encore femme et plus tout à fait enfant – peut jalouser sa mère, enviant sa liberté de mouvement et de décision. Plus elle se sent entravée – et à cet âge, on sent prisonnier –, plus elle en veut à cette mère d'être libre. Mal à l'aise avec son corps qui change, elle peut également envier à sa mère ce qu'elle imagine comme un rapport décomplexé à son physique. Avoir une mère séduisante la flatte, mais la met hors d'elle. Elle est aux prises avec des émotions contradictoires. La plupart du temps, ces crises disparaissent à l'âge adulte et la jalousie de la fille envers sa mère ne résiste pas à l'épreuve du temps.

La jalousie des mères perverses narcissiques

Il en va tout autrement avec la jalousie mère/fille. Dans un monde idéal, les mères ne jalousent ni n'envient leurs filles et elles se réjouissent de leurs succès et de leur épanouissement. Dans une vie idéale, oui. Dans la vraie vie, pas forcément. Les mères toxiques existent et la jalousie est une de leurs composantes essentielles. Une mère qui a été frustrée durant son enfance par une mère castratrice peut être inconsciemment conduite à reproduire ce qu'elle a vécu elle-même. Elle jalouse sa fille et l'envie pour ce qu'elle n'a pas reçu. Cette hérédité fabrique de parfaites mères perverses narcissiques, incapables de reproduire autre chose que ce qu'elles ont enduré...

Le père castrateur, jaloux en puissance

Les mères ne sont pas seules détentrices de la toxicité parentale. Certains pères s'y entendent parfaitement pour manipuler progéniture et conjoint. Chez les hommes, cette prise de pouvoir se vit souvent sur le mode « tyran domestique », despote plus ou moins éclairé qui sait ce qui est bon pour les autres et les malmène pour leur bien. Face à la jalousie d'un père, il faut se poser la question suivante « Suis-je sa seule victime ? » Cherchez bien... C'est lui qui a conseillé à votre frère Marc d'arrêter sa médecine sous prétexte qu'il n'avait « pas les épaules », lui qui a empêché votre jeune sœur de partir de la maison parce qu'elle est trop jeune. Et enfin, lui qui a tout fait pour dissuader votre mère de reprendre un travail après votre naissance. Il arrive également qu'un père équilibré, dépourvu de toute volonté de toute-puissance, soit en proie à la jalousie. Fugitivement. Cela ne durera pas. Tout papa a un petit serrement au cœur quand sa petite fille chérie lui présente son premier fiancé. Mais cela ne résiste pas au temps et s'apaise en général très rapidement. Les rapports père/fille sont chargés d'affect, ce qui explique les conflits qu'ils peuvent générer quand la petite fille cesse de voir son papa comme « ce héros au sourire si doux », mais comme un père Fouettard qui donne des ordres et critique. La jalousie peut faire irruption dans le rapport père/fille à tout moment de la vie. À l'âge adulte, le conflit peut aussi se réveiller à la faveur de la naissance des petits-enfants. La fille, devenue maman, peut éprouver une certaine jalousie à voir son père jouer les grands-papas gâteau avec ses enfants. La petite fille qui jouait à la princesse avec son papa n'a pas totalement renoncé à sa part d'enfance. Le temps des rires et des câlins peut soudain lui manquer cruellement...

Entretien avec Yvonne Poncet-Bonissol, thérapeute, présidente de l'Association de défense contre le harcèlement moral (ADCHM), auteur de *La Relation mère-fille*[1]

Pourquoi certaines mères sont-elles jalouses de leur fille ?

L'ego entre ici en jeu de façon flagrante. Pour une mère narcissique, l'éclosion de la femme chez sa fille est intolérable. La fille possède cette jeunesse, cette fraîcheur et cette beauté qu'elle a si peur de perdre et qu'elle s'ingénie à conserver à tout prix. La mère jalouse manifeste une grande immaturité. Elle ne voit pas sa fille, mais une autre femme qui est devenue sa rivale…

Quels sont les moments culminants de cette jalousie ?

Ce sentiment se développe chez la mère quand la fille commence à avoir une vie affective, qu'elle est amoureuse et devient femme. La grossesse de la fille peut également réveiller la jalousie de cette mère narcissique. Si elle est insatisfaite dans sa vie, sa rancœur sera d'autant plus forte.

---

1. *La Relation mère-fille*, Yvonne Poncet-Bonissol, Dangles, 2011.

Pourtant, ces mères sont persuadées d'être de bonnes mères !

Bien sûr ! Elles sont persuadées de s'être sacrifiées pour leur fille, de lui avoir tout donné. Elles considèrent l'envol de leur enfant comme une trahison personnelle : « Comment peux-tu m'abandonner, moi qui t'ai tout donné ! »

Elles aiment donc leur fille !

Elles les aiment comme des trophées, mais d'un amour sincère et absolu. Pour une mère narcissique, la fille est un prolongement de soi, un reflet dans le miroir. « Miroir, mon beau miroir… » On remarque que ce sont souvent des femmes qui jouent de leur physique, sont séductrices et s'accrochent désespérément à leur jeunesse.

Que leur conseillez-vous ?

D'abord d'accepter leur âge. Ensuite d'injecter de la vie dans leur vie, de se mettre en mouvement, ce qui peut éviter la focalisation. Et de dire : « Je te lâche par amour. »

Et *a contrario*, quand une fille est jalouse de sa mère, que peut-elle faire ?

D'abord, se rassurer. Si elle est jalouse de sa mère, c'est que cette dernière est un bon référent, ce qui est une bonne chose. Ensuite, elle doit cesser de l'idéaliser. Sa mère n'est pas parfaite, c'est une femme comme les autres. Il faut fouiller derrière l'image, traquer la vraie femme.

Que peut-elle lui dire, à cette mère qu'elle jalouse ?

La vérité : « Maman, je suis parfois jalouse de toi ! » Elle peut aussi exprimer sa demande d'amour : « Maman, dis-moi que tu m'aimes, j'ai besoin de l'entendre… »

Ma meilleure amie me tient dans ses filets

L'amitié, comme l'amour, parle de dépendance, d'attachement et de lien fort à une personne. Comme l'amour, l'amitié passe par une phase fusionnelle lors de son éclosion, puis peu à peu se confronte à la réalité. Lorsqu'on accorde son amitié à une personne, on lui accorde par la même occasion une place privilégiée dans sa vie. Cette relation repose sur une situation de dépendance face à celui ou celle que nous aimons parfois aussi fort que s'il s'agissait d'un membre de notre famille. Au fur et à mesure que cette relation se construit – et plus encore dans le cas d'une amitié fusionnelle –, on peut craindre que cette source de satisfaction ne disparaisse. Naît alors un sentiment d'insécurité qui, peu à peu, se transforme en jalousie si l'on a l'impression que l'autre s'éloigne ou nous échappe. Les jalousies amicales sont parfois violentes et les amis éconduits, ou ayant peur de l'être, peuvent se révéler d'une violence incroyable. Ainsi, les amitiés entre adolescentes peuvent passer en quelques mois de l'amour fou à la détestation la plus brutale.

Quand la jalenvie nous rend malades...

Dans d'autres cas, lorsque la jalousie se mêle à l'envie, nous pouvons être jaloux d'un avantage possédé par un autre, mais contrairement à l'envieux qui ne fait que désirer posséder lui aussi cet avantage, nous désirons le posséder en exclusivité : ma vieille amie d'enfance a accepté de partir en vacances avec moi et j'en suis d'autant plus ravie qu'elle a, ce faisant, repoussé son week-end avec ce nouveau petit ami qui m'agace un peu... Voilà bien le distinguo essentiel entre l'envie et la jalousie. C'est le plaisir du petit enfant qui se sait seul à savourer le bonbon que sa mère vient de refuser à son cadet. La jubilation d'être préféré. Et de léser cet insupportable rival au passage !

7 Le point sur les thérapies : de la jalousie à l'émulation

À première vue, on voit mal comment la jalousie peut être non seulement combattue, mais sublimée. Pourtant, toute passion possède son versant noir et sa face blanche, ses bons et ses mauvais côtés. Plutôt que de nier en soi la réalité de cette passion qui trouble et complique notre vie, il faudrait être capable, comme on le ferait avec un fauve, de la dompter. La thérapie peut notamment aider le jaloux à transformer sa jalousie sclérosante et source de déprime en sentiment d'émulation. Tout sentiment négatif possède une version dynamique. L'énergie mise à jalouser l'autre peut ainsi être utilisée pour se mettre soi-même en valeur, apprendre une nouvelle langue, prendre en main son physique (en faisant du sport ou en entamant un régime). Oui, la jalousie peut se muer en moteur. C'est difficile. Mais cela vaut certainement la peine d'essayer...

Que peuvent les thérapies ?

En thérapie, on travaillera beaucoup sur l'apprentissage de l'autonomie et la reconnaissance de l'autre comme étant différent et extérieur. Le jour où l'analysé aura enfin le sentiment de pouvoir « marcher tout seul », comme le bébé qui fait ses premiers pas sans l'aide de sa maman, il aura progressé sur son lien à l'autre en acceptant l'altérité. Il aura dénoué les fils qui le relient à l'autre dans un rapport de dépendance totale. La jalousie sera en voie de disparition, pour laisser place à l'instauration d'un lien plus sécurisant. Le travail de groupe est également très prometteur dans ces cas-là, car il permet de travailler sur sa place au sein du groupe (familial, amical, social) et de finalement trouver cette place en reconnaissant que l'autre y a aussi la sienne ; et que ce n'est pas la même.

Comment dès lors éviter les crises à répétition ? La planète psy propose plusieurs approches. Les thérapies comportementales et cognitives (TCC), brèves et souvent efficaces, organisent, en groupes comme en individuel, des jeux de rôles et des mises en scène basées sur l'observation qui permettent de sortir des comportements répétitifs. Mais elles ne prennent pas en compte les traumatismes ou les chocs inconscients de l'enfance, et ne sont pas suffisantes face à la jalousie pathologique. Autre piste : la restauration de l'estime de soi. Mais dans le cas d'une jalousie pathologique, cela ne suffit pas, car les ressorts sont beaucoup trop profonds.

Le psychodrame pour rejouer des situations

Certains thérapeutes proposent de travailler en plusieurs temps. D'abord à travers une approche cognitive qui consiste pour le jaloux à noter la fréquence et le degré de sa souffrance avant, pendant et après ses crises de jalousie. Le thérapeute peut ensuite envisager un jeu de rôles durant lequel la personne expérimente le rôle du jaloux et celui de sa victime. Cette approche comportementale permet au jaloux de prendre conscience de ce qu'il y a d'excessif dans sa manière d'agir et de raisonner. Les proches peuvent prendre part à la thérapie en participant à ces jeux de rôles. Certains psychanalystes privilégient la méthode du psychodrame, qui permet aux membres du groupe de rejouer des situations à la demande d'un membre qui souhaite « revivre » une scène. Cela lui permet notamment d'exprimer des sentiments qu'il n'ose pas verbaliser en présence par exemple de son conjoint, et de donner des explications. Les pistes sont ensuite étudiées ensemble et chacun est invité à exprimer ce que la scène a évoqué pour lui.

Entretien avec Bernard Leblanc-Halmos, thérapeute et coach, auteur *Du bon usage de la jalousie*[1]

Pourquoi la jalousie nous fait-elle si peur ?

Sans doute parce qu'on ne sait pas comment l'aborder. C'est une émotion très compliquée. On sait mieux utiliser les émotions qui parlent de vitalité, comme la peur ou la colère, mais la jalousie nous tracasse. On est dans une ignorance crasse à son sujet. En outre, c'est une émotion qui nous laisse démunis. Les parents sont souvent très désarçonnés devant la jalousie de leurs enfants. Elle nous désarme…

Et nous empoisonne ?

Oh oui, c'est un poison ! Même pour le jaloux, qui utilise dans la jalousie une énergie folle et s'épuise. En répétant constamment « L'autre peut le faire et moi pas… », « L'autre possède ce que je n'ai pas… », ou « Il va me voler ce que j'ai ! » on se dilapide soi-même. On est empêché d'agir…

Comment préconisez-vous d'agir face à un jaloux ?

Ne surtout pas moraliser, car cela ne sert à rien, sinon à le faire rentrer dans sa coquille ou à le rendre agressif. Un être jaloux – je pense par exemple à un enfant qui jalouse son frère ou sa sœur – ne peut pas, ne **doit** pas être considéré comme « mauvais ». S'il est jaloux, c'est souvent qu'il a conscience de posséder des qualités ou des talents qu'il n'exprime pas, et c'est cela qui le rend jaloux. Un enfant jaloux peut être empli de dons entravés. Ce sont ces dons qui doivent être encouragés pour lui permettre de libérer sa créativité.

Cette jalousie doit-elle inquiéter les parents ?

Elle peut évidemment créer des situations inconfortables, mais il faut pourtant bien comprendre que la jalousie est normale dans le développement. C'est une étape. Rien ne se fait sans jalousie. Si l'on veut aller plus loin, on peut dire que tout ce que l'être humain entreprend est motivé par ce sentiment. On marche, on parle finalement aussi par jalousie. Parce qu'on veut imiter un plus grand, se hisser à sa hauteur, faire comme lui et mieux que lui… Tout dépend ensuite de ce que

---

1. *Du bon usage de la jalousie*, Bernard Leblanc-Halmos, L'Être image, 2005.

l'on en fait. La jalousie peut être admirative. Elle n'est pas seulement cette émotion captive et intoxiquée qui nous pourrit la vie !

Que faire pour aider un enfant à sublimer cette émotion ?

L'émulation est le plus sûr remède à la jalousie. Au cœur de la jalousie se cache le germe de la création. Devant un enfant jaloux, il faut éviter de le dévaloriser encore plus avec des expressions meurtrières comme « Tu es nul ! » ou « Arrête avec ta jalousie stupide ! » Mieux vaut calmer le jeu et ne pas insister. Plus tard, quand la situation sera désamorcée, on pourrait tenter de lui montrer qu'on apprécie ce qu'il fait, son habileté manuelle, son talent pour le dessin ou la cuisine.

Dans la vie amoureuse, quelles sont les motivations du jaloux ?

Le jaloux peut être attiré par ce qu'il refuse de voir en lui-même. Un homme jaloux peut ainsi nier sa propre part de féminité et, en la désirant, la détester chez les femmes. Il peut devenir brutal, grossier, mesquin avec sa compagne tant qu'il nie en lui sa part intuitive et sensible, plus féminine.

Y a-t-il une « recette miracle » ?

Certainement pas ! Mais il est possible de transmuter la jalousie, si toutefois elle n'est pas de nature pathologique, cas extrême qui dépasse les compétences d'un conjoint. N'oublions pas que le jaloux est triste et qu'il voit tout en sa défaveur. Un jaloux adulte est un ancien enfant jaloux. Il vit dans sa bulle de jalousie, malheureux de s'y trouver, mais incapable d'imaginer qu'il existe autre chose. Recevoir des amis, organiser un voyage, entraîner l'autre qui doute et souffre dans quelque chose de vivant et de joyeux peut avoir des effets salutaires.

Ce serait, selon vous, plus efficace qu'une bonne discussion ?

La « bonne discussion » risque de produire un effet désastreux. Le jaloux se sent déjà dévalorisé en permanence. Il se sent souvent dominé, jugé. Si on lui dit « Maintenant, mon chéri, on va parler… », même avec le ton le plus tendre du monde, il se sentira mis sur la sellette, prêt à être taillé en pièces. Ce qui ne fera qu'attiser sa jalousie et risque de le pousser dans ses retranchements…

Vivre avec un jaloux… l'enfer sur Terre

Partager le quotidien d'un jaloux n'est pas souhaitable, même à son pire ennemi. La jalousie s'immisce entre les partenaires, anéantit toute possibilité de dialogue et d'échange. C'est un poison. Vous qui lisez ces lignes en savez quelque chose. La jalousie de votre mari ou de votre femme vous ruine moralement, aussi sûrement qu'un travail de sape en règle. Elle vous épuise, vous vide du meilleur de votre énergie. Et cela avec d'autant plus de souffrance que votre partenaire, tant aimé autrefois, se transforme sous vos yeux en un personnage noir et sombre que vous ne reconnaissez pas. La jalousie l'a comme privé de ses forces vives… Félix, 50 ans, séparé depuis deux ans, n'a pas encore surmonté le choc de cette découverte :

« À la quarantaine, j'ai refait ma vie avec une jeune femme charmante, très douce. Après notre mariage, ma femme a changé du tout au tout. Elle qui était si gaie, si entreprenante, est devenue apathique, aigrie. Elle pleurait dès que je quittais la maison, me disait qu'elle était dépressive, m'empêchait de me rendre à certaines réunions professionnelles sous prétexte qu'elle ne pouvait pas rester seule. Un jour, je l'ai surprise en train d'essayer d'ouvrir fébrilement un tiroir de mon bureau. Elle s'est refermée quand j'ai voulu lui en parler. Quand je lui demandais de voir quelqu'un pour l'aider, elle entrait dans des rages folles. Un jour, elle m'a jeté une lampe au visage avant d'éclater en sanglots. Elle se reprochait parfois son attitude et me demandait pardon de façon tout aussi excessive. Cette situation a duré cinq ans, jusqu'à ce que finalement, ce soit elle qui me quitte pour un autre. Je ne peux

*aujourd'hui repenser à ces crises sans en être encore
choqué. Quand elle est partie, j'ai souffert, mais je me
suis senti soulagé... »*

On l'aura compris, vivre avec un jaloux n'a rien de confortable. Certes, mais en un sens, vous êtes mieux à votre place qu'à la sienne. La peau d'un être rongé par la jalousie n'est pas de celles qu'on a envie d'endosser. Ce sentiment qui l'envahit, c'est sa croix, son calvaire. Comme l'alcoolique ou le toxicomane, le jaloux est victime d'une addiction. Il souffre et vit de son addiction. Il peut en être conscient, cela ne l'en dissuade pas pour autant. Il est enchaîné à sa passion.

Rien ne le calme, rien ne l'apaise...

Vous êtes blanc comme neige. Rien dans votre attitude ne laisse à penser que vous regardez ailleurs. Il vous arrive de culpabiliser en vous demandant ce que vous avez pu faire. Vous avez même peur de regarder une personne du sexe opposé avec un air qui pourrait être mal interprété. Et cela n'empêche pourtant en rien votre partenaire d'afficher une jalousie maladive. Rien ne le calme, rien ne l'apaise. Sachez que pour cet être en souffrance, il y a un loup quelque part, et cet animal hideux, il n'a de cesse de le traquer. La plus amère des révélations pour le partenaire de ce chasseur de fantômes, c'est de prendre conscience de sa propre impuissance à le rassurer... Les protestations d'amour, les manifestations de tendresse ne servent à rien. Dans certains cas, c'est même pire. Anna, 32 ans, raconte :

*« Quoi que je fasse, quoi que je dise, mon ami est
très jaloux. Quand j'essaie de parler avec lui, de le
raisonner, il me regarde d'un air soupçonneux. Rien ne
peut le rassurer. Quand je suis tendre et aimante, il me
demande si j'ai "quelque chose à me faire pardonner"...
J'ai fini par ne plus tenter de le rassurer, de toute façon
ça ne sert à rien... »*

Pourquoi Anna ne réussit-elle pas à rassurer son compagnon ? Parce que le jaloux ne peut pas être rassuré. Comme le manipulateur, le jaloux maladif a plus d'un – mauvais – tour dans son sac. Motivé comme il est à prouver que son partenaire lui dissimule de honteux secrets, il est déterminé à apporter de l'eau à son moulin. Sa vie de tourments est un enfer ? Bien sûr, c'est à cause de vous ! Vous êtes un coupable en puissance. Il martèle : « Je suis certain que tu me trompes... Un jour tu me laisseras tomber ! » Elle gémit : « Avec toutes les femmes qui te tournent autour, je n'ai aucune chance. Je suis sûre que tu as une liaison... » Peut-être un jour en avez-vous eu assez d'être irréprochable. Des idées d'adultère vous ont traversé l'esprit, pour lui prouver qu'il a raison. Vous vous êtes dit : « Au moins, je vais lui donner raison... » Mais vous n'avez rien fait. Vous avez enduré jour après jour les doutes, les soupçons, le chantage affectif (« Si tu continues ainsi, je vais mourir... »), les menaces de moins en moins voilées (« Si tu rentres encore à cette heure-là, je fais changer les serrures ! »). Tout cela sans raison. Parce que votre conjoint souffre trop, vous avez pitié. Il vous arrive même de plaindre cet être qui n'a aucune confiance en vous. Et pourtant, il vous fait payer très cher le droit de partager son existence.

Un manipulateur en puissance

Si vous avez la malchance de partager l'existence d'un jaloux obsessionnel et pathologique, vous devez avoir conscience qu'en cette personne sommeille un manipulateur. Un discours construit et raisonnable ne peut l'atteindre. Si vous essayez de le persuader que sa jalousie vous rend malheureux tous les deux, vous faites fausse route. Il est persuadé de son côté de ne vouloir que votre bien à tous les deux. Cette vérité que vous lui cachez, il la démasquera un jour, car rien n'échappe à sa vigilance. Tout ce que vous pourrez dire sera retenu contre vous et utilisé le moment venu, toujours quand vous vous y attendrez le moins. La raison ne sert donc pas à grand-chose. « La jalousie a ses raisons que la raison ignore... », serait-on tenté de paraphraser. Ce qui ne signifie pas que le dialogue n'ait pas sa place au sein de la relation. Simplement faut-il avoir conscience que vous ne pouvez tous les deux trouver seuls la bonne méthode. Dans les cas les plus dramatiques, c'est au conjoint jaloux de se prendre en main, pas à vous de partager cette disgrâce. Soyez égoïste ! Pensez à vous... Sauvez votre peau, car c'est bien de cela qu'il s'agit.

Un certain courage

Les jaloux pathologiques avouent rarement qu'ils le sont. En général, ils nient en bloc et rejettent la faute sur vous. S'ils sont dévorés de jalousie, c'est de votre faute. Et vous finissez par vous en persuader. *A contrario*, ceux qui s'avouent jaloux ont une certaine forme de courage. Il faut un certain cran pour s'avouer affublé d'un des défauts les plus mal perçus par la société. Être jaloux n'a rien de glorieux. On peut admirer un menteur rusé ou un séducteur intelligent, mais on ne peut tirer son chapeau à un jaloux. D'abord parce qu'il est toujours un peu ridicule. On se gausse de la femme jalouse qui érafle la peinture de la voiture de sa supposée rivale. On ricane du malheureux qui endosse un imperméable beige et piste sa femme quand elle se rend à son cours de danse. Si « votre » jaloux fait partie de ces « courageux » qui confessent leur faiblesse, sans doute n'est-il pas tout à fait incurable. Bien plus difficiles à cerner sont les jaloux qui nient ou taisent leur jalousie. Larvée, contenue ou tout bonnement ignorée, cette émotion ne peut que gagner en puissance, comme un fleuve impétueux retenu par une digue fragile.

Ni capitulation, ni provocation

Des conseils ? Difficiles de les asséner sans connaître chaque cas en particulier, car chaque jaloux possède ses clefs intimes, révélatrices de blessures intérieures très enfouies. Toutefois, il est des positions sur lesquelles il convient d'être ferme. D'abord, il faudrait ne pas céder, ce qui est plus facile à dire qu'à faire tant la pression peut vous contraindre à baisser les bras et à capituler devant les menaces ou les pleurs. Combien de femmes mariées à des jaloux pathologiques se laissent physiquement aller, ne se maquillent plus, ne vont plus chez le coiffeur sous prétexte que leur homme souffre trop de les voir désirables aux yeux des autres. Elles emplissent les cabinets des psys. Quant aux époux dociles qui ont renoncé à une vie amicale pour ne pas endurer les crises d'hystérie, on ne les compte plus... Ne parlons même pas des fils parfaits qui pour ne pas peiner leur maman aimante – et abusive – n'osent pas leur présenter de jeunes filles. Ensuite, n'excitez pas votre partenaire par des attitudes provocantes. Évitez les confidences ambiguës susceptibles de l'enflammer comme une torche. N'oubliez pas que la paranoïa habite et nourrit la jalousie. Le sens de l'humour est l'une des premières choses que l'on abandonne quand on vit sous l'emprise de la jalousie délirante. Ce qui se comprend aisément, puisque l'humour permet une prise de distance, une « hauteur » par rapport aux événements et que la jalousie dévorante produit tout le contraire : une immersion brutale et incontrôlée dans le monde des émotions, une plongée en apnée dans un torrent de lave, une descente dans les abîmes. Difficile d'y mêler l'élégante posture de l'humour...

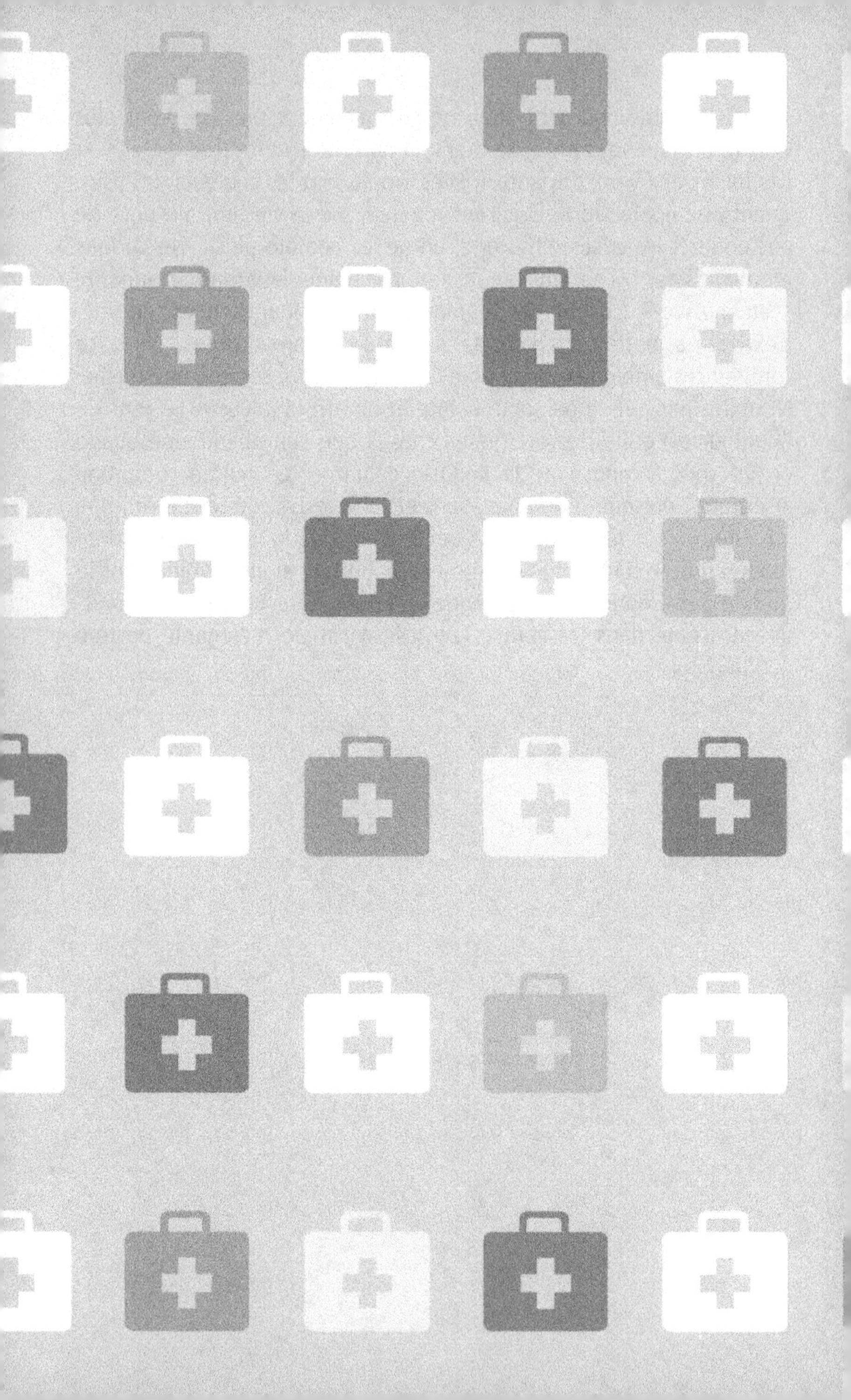

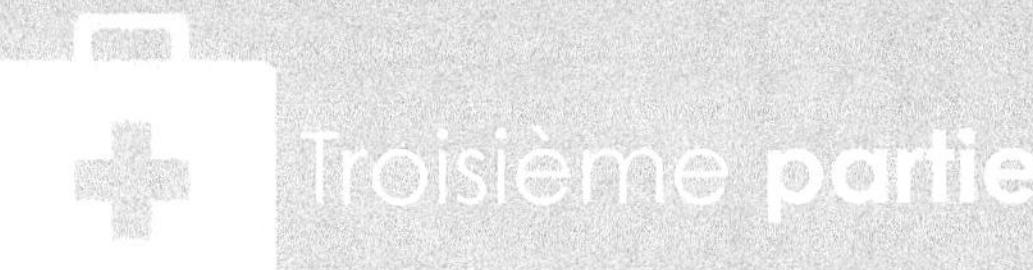

Le kit de survie

Fiche 1
L'amoureux possessif

Durant une soirée, vous avez sympathisé avec un homme charmant et vous avez eu le malheur de passer beaucoup de temps avec lui tandis que votre chéri errait, désœuvré, entre les groupes. Votre interlocuteur est assez séduisant et vous vous sentez flattée... Paul, votre amoureux, pense tout autrement... Rouge comme une pivoine, il s'alcoolise tout seul au buffet en vous jetant des regards noirs. Il finit par bouder dans un coin et ne décroche plus un mot de la soirée...

🔍 Carte d'identité

Paul est jaloux, mais au moins, sa jalousie, contrairement à celle d'un jaloux pathologique obsessionnel, ne se manifeste pas dans n'importe quel contexte. Dans l'ensemble, c'est plutôt un garçon doux et charmant. Il ne s'immisce pas dans votre jardin secret et ne fouille pas dans votre sac dès que vous avez le dos tourné. En revanche, Paul est infantile et mal dans sa peau. En présence d'autres mâles, il ressent tout son « mâle-être ». Inconsciemment, il se compare à tous les autres garçons du secteur, prêt à en découdre au moindre regard un peu appuyé. Mais évidemment, il n'en découd jamais — il a bien trop peur de se confronter réellement aux autres — et il se venge en jouant les petits garçons.

✘ Ah non, surtout pas !

L'humilier comme le « sale gosse capricieux » qu'il est, et rire encore plus fort avec votre conquête d'un soir. Lui balancer un verre d'eau glacée pour le réveiller. Ces méthodes sont sans commune mesure avec une petite bouderie jalouse qui, somme toute, ne s'exerce pas sans raison.

✔ L'antidote

L'humour peut ici permettre une prise de distance salutaire face à la jalousie de votre compagnon. Essayez une réplique du style : « Tu as bien dormi mon chéri ? » Il n'appréciera pas forcément, mais il saisira l'ironie du propos. S'il est fair-play, il éclatera de rire. S'il est bougon, il bougonnera encore plus, mais ce n'est pas très grave. Le rassurer peut également se révéler efficace si son estime de soi n'est toutefois pas trop basse. Observez calmement dans quelles circonstances il se livre à son petit jeu de démolition favori. Quels sont les terrains sur lesquels il se montre particulièrement agressif ? Avez-vous remarqué que sa piètre estime de soi est souvent en jeu dans ses commentaires ? En vous dénigrant, il tente de se rassurer lui-même, car au fond de lui, il est persuadé qu'il ne vous mérite pas. Lors des soirées, ne l'abandonnez pas près du vestiaire comme un vulgaire manteau et évitez de darder un œil langoureux sur les beaux gars qui passent. Au contraire, engagez ensemble la conversation, présentez-le à vos amis et riez à ses blagues les plus vaseuses. Il vous en saura gré. Au bout d'un moment, il oubliera de vous « coller » et s'amusera comme un fou en vous fichant la paix. Au quotidien, valorisez-le, dites-lui que vous seriez fière de le voir épanoui. Avait-il une activité qui lui tenait à cœur autrefois ? Encouragez-le à renouer avec ses vieilles passions. Il se sentira moins diminué en présence d'autres hommes et cette joie qu'il éprouvera dans la pratique d'une activité qu'il aime sera également gage de guérison dans ses crises de jalousie. N'oubliez pas que la gratitude est le plus redoutable antidote contre l'envie et la jalousie.

Fiche 2
La « victime » manipulatrice

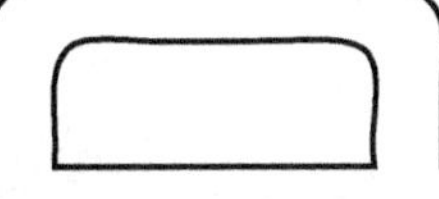

Vous venez de retrouver sur Facebook votre bande de vieux potes d'adolescence. Cela fait des semaines que vous vous réjouissez de la petite fête que Nanar, le boute-en-train de la bande, a organisée ce soir. Au moment de sortir, vous découvrez votre épouse au lit avec une bouillotte. « Amuse-toi bien, mon chéri... » murmure-t-elle gentiment en vous regardant d'un air triste. Puis elle ajoute : « Il y aura des tas de filles sympas à ta soirée... Tu penseras quand même à ta pauvre petite chérie, toute seule ici pendant que tu t'amuses... » Et là, c'est drôle, en une phrase, votre soirée est plombée. Vous n'avez plus qu'une envie : rester et vous mettre la tête sous la couette. De toute façon, si vous sortez, vous allez culpabiliser toute la soirée, alors autant rester à vous morfondre...

🔍 Carte d'identité

Les grandes scènes, les menaces de mort et les assiettes brisées, ce n'est pas son truc à elle. Ce n'est pas une violente. Mais ne vous y trompez pas ! Sa méthode est tout aussi efficace et redoutable. Rongée de jalousie, cette femme charmante – créature dont le charme effacé vous a fait craquer autrefois – l'est irrémédiablement. Elle souffre le martyre et cela d'autant plus que cette souffrance ne s'exprime pas et demeure larvée, tel un poison niché au plus profond de son âme. Son arme secrète : votre culpabilité. Elle pleure dans son coin, affiche sur commande un air souffreteux et renifle dans son mouchoir en organdi dès que vous faites mine de tourner les talons. Son numéro est bien rodé, mais ce n'est pas « que du jeu ». Elle met en scène sa douleur. Cela ne signifie toutefois pas qu'elle ne souffre pas vraiment. Oui, elle souffre, mais elle vous manipule également. La jalousie peut être un instrument idéal pour un pervers narcissique bien entraîné qui se pose en victime dès que se présente le moindre conflit. Si vous notez chez votre compagne l'alternance d'attitudes agressives et plaintives ou l'utilisation d'un discours de plus en plus fou et vague, soyez vigilant…

✗ Ah non, surtout pas !

Non, ne lui cédez pas ! De toute façon, cela ne sert à rien : elle n'en sera pas rassurée pour autant. Elle ne tirera aucun bénéfice réel de cette petite victoire sur vous. Et vous ? Vous serez malheureux d'avoir loupé une si bonne soirée et serez furieux contre vous-même. Évitez également le registre agressif avec une sentence sans appel du genre : « Arrête de jouer les *mater dolorosa* ! Je vais faire la bringue avec mes potes, ne t'en déplaise ! Et puisque tu pleures comme une fontaine, profites-en pour arroser les pétunias ! » Sur le coup, vous vous sentirez soulagé, mais vous allez très vite mesurer que votre victoire est de courte durée. Vous le regretterez toute la soirée et n'aurez qu'une envie : rentrer à la maison pour vous faire pardonner… Si vous avez affaire à une manipulatrice, ne cédez pas non plus et gardez-vous également de l'affronter violemment. Elle n'attend que ça ! Face à votre déferlement de violence, elle aura beau jeu de dire : « Ah, tu vois, tu m'agresses dès que je te parle ! » Et vous vous sentirez coupable. Ce qui serait le comble, non ?

✓ L'antidote

La rassurer du mieux possible en lui proposant par exemple de boire un verre ensemble avant de partir pour votre soirée. Proposez-lui également de rencontrer vos amis une prochaine fois. Mais ne rentrez en aucun cas dans le jeu de la culpabilité. Vous n'êtes coupable de rien ! C'est juste ce qu'elle veut vous faire croire pour que vous vous rongiez les sangs à l'idée de la laisser seule. De plus, si vous cédez, cela ne lui rendra pas service et votre retraite l'encouragera inconsciemment à rester sur ce terrain de la victimisation. À noter que le jaloux culpabilisateur existe aussi en version masculine. Il n'y a pas que les femmes qui sachent utiliser les larmes comme arme, même si effectivement elles ont avec le matériel lacrymal un rapport familier. L'homme qui menace de se suicider, prétend qu'il va perdre son job et sombrer dans l'alcool, en est un versant tout aussi redoutable.

Fiche 3
L'amant offensif

Ce soir, vous sortez avec un ancien copain de lycée. Retrouvailles, confidences sur vos vies respectives, resto, vous vous en faites une joie, car vous n'avez que de bons souvenirs ensemble. Votre compagnon ne vous a pas caché qu'il n'était pas très content de vous voir sortir, mais il s'est contenté de vous envelopper d'un regard noir quand vous avez passé le pas de la porte. Pourtant, surprise ! Quand vous rentrez, votre compagnon n'est pas là. Il est sorti lui aussi. À deux heures du matin, il rentre à la maison sans un mot d'explication. Quand vous lui demandez où il était, il rétorque « Ça te regarde ? » et se couche sans un regard pour vous, le dos tourné.

🔍 Carte d'identité

« La meilleure défense, c'est l'attaque ! » voici sa devise. « Œil pour œil, dent pour dent… », telle est sa ligne de conduite. Il se sent menacé, il n'attend pas confirmation, il riposte immédiatement en vous trompant. Ou en vous faisant croire qu'il l'a fait. La plupart du temps, il bluffe. Sa sortie avec une amie ? Une bonne cuite avec un pote dégoûté de la vie comme lui ou un resto solitaire devant une blanquette de veau arrosée de larmes amères. Plusieurs cas se présentent ici… Soit il est coutumier du fait et réagit toujours de cette façon quand il se sent menacé. En ce cas, c'est à vous de décider si vous êtes capable de supporter ses crises, qui sont en rapport avec un malaise profond où vous ne jouez aucun rôle. Soit il ne passe à l'action que quand il se sent réellement en danger, par exemple si vous devez revoir un ex-amant. Dans ce cas, vous pouvez vous permettre une certaine indulgence. Et vous interroger sur votre propre conduite. Avez-vous inconsciemment cherché à susciter sa jalousie ? Vous arrive-t-il souvent de revoir d'anciens soupirants ? Si ce n'est pas le cas, votre fiancé est peut-être lui-même taraudé par des désirs d'infidélité et guette chaque occasion pour aller voir ailleurs. Une jalousie née de sa propre envie de vous tromper qui est plus fréquente qu'on ne croit…

✗ Ah non, surtout pas !

Pas de cris, pas de larmes. C'est ce qu'il recherche. De toute façon, son truc vieux comme le monde, c'est de l'esbroufe. Inutile aussi de vous jeter sur lui avec un rouleau à pâtisserie, même si l'envie vous taraude de lui en asséner un grand coup entre les deux yeux histoire de lui apprendre à vivre. Difficile de réagir sainement à deux heures du matin quand on s'est rongé les sangs durant trois heures.

✓ L'antidote

Du calme et de la maîtrise. Voire de l'humour teinté d'ironie. Répondez stoïquement : « Super ! Sympa ta soirée ? » Il en restera comme deux ronds de flan. Évidemment, si votre amoureux est habitué à ce genre de provocations, votre capacité à prendre cela avec une certaine hauteur peut s'être émoussée à la longue. La bonne attitude consiste peut-être à le laisser tomber pour un autre. À vous de voir... Ce type de réaction dénote une facilité au passage à l'acte et un goût pour les réactions spectaculaires qui doivent vous alerter. Ce comportement couve une violence rentrée. Nous sommes ici dans le sombre domaine de la jalousie pathologique. Attention, danger...

Fiche 4
La copine possessive

Vous invitez Corinne à une pendaison de crémaillère. « Ce sera sympa, tu verras, lui dites-vous. Je te présenterai une fille très chouette qui habite l'immeuble. Tu vas l'apprécier, j'en suis certaine ! » Coco vire au rouge coquelicot et s'écrie : « Si c'est comme la dernière fois avec ta camarade de bureau hyper marrante, aussi drôle que mon ex quand il se prend les doigts dans une porte, sincèrement je préfère rester à la maison devant une redif' de *Friends*... Ça me rappellera de bons souvenirs... »

🔍 Carte d'identité

En amitié aussi, la jalousie existe. Encore davantage quand il s'agit d'une amitié fusionnelle qui ne souffre aucun partage de la part d'un des partenaires. Visiblement, votre vieille amitié avec Coco n'a pas beaucoup mûri. Coco n'a pas dépassé le stade fusionnel de votre amitié d'ado « à la vie, à la mort » et elle s'enflamme comme une torche dès qu'une autre amitié se pointe dans votre vie. Sa jalousie se teinte sans doute d'envie.

✘ Ah non, surtout pas !

Planter Coco en lui disant : « Ta jalousie j'en ai ras le bol ! Ne viens pas à ma crémaillère, ça m'est égal… J'aurai ma voisine de palier et elle te vaut largement ! » Bien sûr, ça vous démange de lui asséner ses quatre vérités, depuis le temps qu'elle vous tyrannise en exigeant de vous une fidélité absolue aussi séduisante que la prison à vie. Mais vous allez vous retenir. D'une part, vous la fracasseriez en mille morceaux, ce que vous ne souhaitez pas, car vous l'aimez bien. D'autre part, comme cette amie est du genre tyrannique, il se peut qu'elle cherche à vous entraîner sur un terrain glissant tapissé de menaces, chantages et autres pressions. Ce type de caractère se teinte souvent de rancune. Coco ne vous laisserait pas vous en sortir comme ça. En outre, n'oubliez jamais que l'humiliation d'un des antagonistes – même si elle peut être tentante quand on est poussé à bout – ne peut générer qu'une détérioration des conflits.

✔ **L'antidote**

Coco est allée trop loin cette fois-ci et vous en avez assez. Sortez de cette tyrannie qu'elle exerce sur vous. Dites-lui gentiment ce que vous en pensez. Motivez une grande discussion la prochaine fois que vous serez en tête-à-tête (surtout pas devant témoin, elle vous poursuivrait de sa rancune jusqu'au soir de sa mort) et tenez-lui tête avec fermeté, mais sans l'humilier. Inutile de lui jeter au visage des phrases aussi définitives que « De toute façon, tu n'as pas d'amie à part moi et je devrais te laisser tomber comme ma première layette ! » Et si Coco est vraiment du genre « orgueil à fleur de peau » – ce qui est le cas de nombreux jaloux –, délaissez l'option « discussion en tête-à-tête », qu'elle va forcément vivre comme une leçon de morale. Elle se sentira jugée, mise sur le grill, ce qui est déjà son problème puisqu'elle a le sentiment d'être en permanence comparée. Optez pour la réassurance en lui promettant de lui faire visiter votre appartement avant tout le monde. Demandez-lui de vous donner un coup de main pour l'organisation de la fête. Elle se sentira valorisée, associée. Heureuse et réconfortée. Car ce dont elle a besoin, c'est d'être rassurée.

Fiche 5

Le compagnon pervers

Quelle joie ! Vous allez enfin réaliser le rêve de votre vie : entrer dans une troupe de théâtre amateur. Folle de joie, vous l'annoncez à votre époux. Sa réaction ? Comme toujours quand vous lui faites part d'une nouvelle qui vous comble : il vous casse. Et s'écrie avec un mauvais sourire : « À ton âge ! Mais c'est du dernier grotesque ! Remarque, ça peut te rassurer sur tes capacités de séduction... Vu le nombre de pauvres célibataires qui assistent à ce genre de cours juste pour trouver une nana, tu risques de beaucoup plaire. Et comme ça ne t'arrive pas tous les jours... » Et ça fait dix ans que ça dure...

🔍 Carte d'identité

Et tac, il vient de vous envoyer une grenade. Une de plus, vous en avez l'habitude. Vous ne devriez pas, car votre partenaire est un pervers narcissique ! Tirez la sonnette d'alarme. Les raisons qui le poussent ainsi à vous dénigrer ? Chez un manipulateur, elles sont multiples et s'appuient sur un moi fragile et chaotique. Ses armes se nomment critiques, dénigrement et sous-entendus. Sa jalousie se nourrit de la détestation qu'il éprouve à l'égard de lui-même.

Attention ! Jaloux pathologique en vue… Avec tout ce que cela suppose de violences et de terreur. Il est persuadé de vous tenir et abuse de son pouvoir. À ses yeux, vous n'êtes qu'un objet en sa totale possession et il se vante derrière votre dos de faire de vous ce qu'il veut. Vous êtes sa proie et on peut se demander à juste titre ce que l'amour a à voir avec le sentiment qu'il vous porte. De votre côté, vous avez du mal à vous imposer face à son autorité et vous laissez toujours vos désirs passer après les siens. Les vacances, les copains, les films, vos lectures… il choisit tout pour vous deux. Son arme favorite ? Les menaces, les injures, le chantage et la violence verbale. C'est un violent, un vrai, même s'il ne vous a jamais frappée. Derrière ce jaloux-là se cache un harceleur de la plus belle eau, un manipulateur de première catégorie.

✗ Ah non, surtout pas !

Rentrer dans son jeu et balbutier des excuses sur le mode de « Tu as raison mon chéri… Je ne vais pas y aller, finalement… » Il n'attend que ça pour plastronner et laisser éclater sa victoire. Vous n'allez tout de même pas lui donner cette joie ! Chaque victoire sur vous le pousse à aller plus loin et à affirmer davantage son pouvoir. Soyez sur vos gardes. Ne dévoilez pas votre jeu, cela vous rendrait encore plus vulnérable. En sabotant votre image, il pense vous rendre incapable de jouer de vos atouts pour séduire tout ce qui passe à votre portée, mais il pense surtout vous détruire et vous tenir à sa merci. Inutile non plus d'entrer violemment en conflit sur le mode : « Tu t'es regardé, mon pauvre ami ! Avec ta bedaine et tes pieds plats ! » D'ailleurs, vous ne devez plus en être capable, depuis dix ans. Les manipulateurs dévorent leur partenaire, les conduisent à la dépression et à la détestation d'eux-mêmes.

✓ L'antidote

Attention ! Vous avez affaire ici à un manipulateur violent. Il ne reculera devant rien pour vous faire plier. À ce degré de perversité, vous avez le droit de vous demander pour quelles raisons vous le supportez encore. Il existe un antidote radical qui s'appelle le divorce. N'oubliez pas que le harcèlement conjugal – quelles que soient ses motivations – est un acte totalement répréhensible et puni par la loi quand il est prouvé. Si vous croyez encore au dialogue avec lui, limitez vos échanges au strict nécessaire et ne le laissez pas vous embarquer dans son jeu tissé de sous-entendus, de chantage et de violence. Soyez claire et ferme, et défendez vos positions sans vous énerver ni vous justifier.

Fiche 6
L'ado jalouse

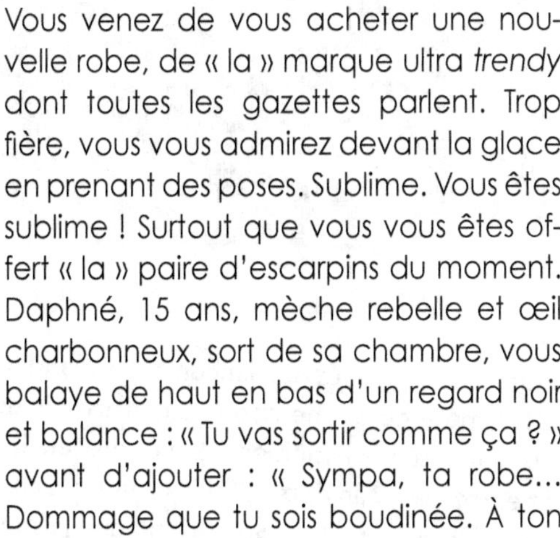

🔍 Carte d'identité

15 ans. La rage au cœur, formant un couple improbable avec l'amour. « Oh, comme je t'aime, Maman, et comme je te déteste à la fois ! » « Comme tu es belle et comme j'aimerais que tu le sois un peu moins… » L'âge de toutes les contradictions. Elle est vraiment malheureuse. Elle est terriblement jalouse. Mais elle vous aime. Et plus elle vous aime, plus elle vous en veut de l'enchaîner à cet amour, à cet agrippement de petit enfant qui l'empêche de se lancer seule dans la grande aventure de la vie. Elle vous aime et elle vous admire ; vous êtes un modèle à ses yeux. Il est si difficile d'apprendre à marcher seul…

✗ Ah non, surtout pas !

Plastronner devant elle et lui lancer : « Quand tu seras enfin une femme – ce qui ne risque pas d'arriver demain – tu pourras t'acheter les mêmes ! » Fondre en larmes et murmurer entre deux sanglots : « Toi, la chair de la chair… me traiter ainsi ? Quoi, ingrate, tu veux donc que je meure… » (Encore plus efficace si vous avez fait le conservatoire, mais hélas complètement inutile…) Encore pire : la gifler pour son insolence ou lui botter le derrière à coup d'escarpins.

✔ L'antidote

La tendresse, l'écoute et surtout la patience. Faites comme si vous n'aviez pas entendu sa remarque acerbe. Ou jouez l'humour en rétorquant dans un sourire : « Tes compliments me vont droit au cœur ma chérie… » Cela peut l'amuser, si elle a hérité de l'humour subtil de sa mère. Cela peut aussi attiser sa colère si elle a reçu celui de son père, mais sans l'humilier, ce qui limite le mal car elle ne se sentira pas écrasée comme une mouche sans défense devant la puissance maternelle. Rassurez-la en la valorisant, en la félicitant sur son physique, sa grâce, le choix judicieux de ses tenues. Ne la comparez pas en permanence à vous au même âge, d'autant que vous n'aviez sans doute pas non plus un comportement irréprochable. Ne la comparez pas non plus à ses copines. Si elle est vraiment explosive et multiplie les scènes de jalousie, soyez vigilante mais, de grâce, ne dramatisez pas ! Elle le fait déjà toute seule. Faites-lui comprendre que vous êtes sa mère, et non pas une copine qu'elle peut rudoyer à son aise. Montrez les limites. C'est ce qu'elle attend de vous.

Fiche 7
La belle-mère possessive

Minnie, votre belle-mère (elle s'appelle en réalité Gertrude), s'est mis en tête d'organiser un anniversaire-surprise pour votre chéri. Fébrile, elle en planifie chaque détail et supervise tout, donnant des ordres à chacun de sa voix de baryton. Alors qu'elle est en pleine effervescence, vous émettez une opinion : « La pièce montée avec Oui-Oui dans sa voiture jaune et rouge, ce n'est pas un peu puéril pour un homme de 38 ans ? »... Catastrophe ! Belle-Maman se mue en tomate trop cuite et vous fusille du regard. « Je connais bien mon fils, c'est moi qui l'ai mis au monde ! » coupe net la mégère, avec un air courroucé devant vos suggestions.

🔍 Carte d'identité

C'est le type même de la mère qui n'a pas réussi à couper le cordon avec son fiston. Votre époux a 38 ans, mais à ses yeux, il a toujours 6 mois. L'agrippement, c'est elle qui en souffre. Elle ne peut se détacher de cet objet merveilleux qu'est son fils. C'est hier qu'elle lui mettait des couches et poudrait son postérieur. Hier qu'il a fait ses premières dents. Hier qu'il lui devait tout et ne vivait que par la grâce de sa mère. Certaines femmes surmontent avec souffrance la séparation avec leur nourrisson. Sans compter que cet amour fusionnel, sur fond de complexe d'Œdipe, n'est pas dépourvu d'une dimension incestueuse. Pour une mère possessive, la grande machine du temps ne fonctionne pas. Ou bien à l'envers. Elle n'a pas supporté de voir son cher petit grandir et l'idée qu'il puisse lui échapper un jour ne lui vient pas à l'esprit. Elle préfère donc s'installer dans le déni. Son fils s'est marié, mais il n'a pas de femme. Donc vous n'existez pas. Toutes les femmes qui ont tourné autour de son cher petit sont des intrigantes, jamais assez bien pour lui. En réalité, elle a toujours souhaité qu'il reste célibataire. Vous êtes donc une voleuse d'amour. Cette idée la dévaste tellement qu'elle préfère nier tout bonnement votre existence.

✘ *Ah non, surtout pas !*

Pas de provocation ni de vérités bien senties en dépit de l'envie de lui avouer depuis dix ans que c'est une vieille sorcière qui vous sort par les yeux. Certes, il y a de la Carabosse en elle, mais c'est la mère de votre chouchou d'amour. Pour la même raison, évitez le bon vieux coup de la prise de taekwondo, même si celle-ci se révélerait diablement efficace sur cette mégère. Vous n'êtes pas non plus obligée de capituler en baissant la tête comme une petite fille prise en faute. Si vous êtes du genre émotive – et il y a fort à parier que vous l'êtes, sinon elle n'oserait pas vous parler ainsi –, ne fondez pas en larmes. Elle ne se priverait pas de se répandre partout sur le fait que sa belle-fille est une chiffe molle, incapable de prendre sur elle et de supporter la moindre critique. Ce qu'elle veut, c'est vous abattre. Ne lui donnez pas cette joie.

✔ *L'antidote*

Elle a largement outrepassé ses droits, mais essayez de conserver votre self-control. D'abord, posez-vous la vraie question sous-jacente : « Mon chéri a-t-il bien coupé le cordon avec sa maman ? » Le problème n'est pas seulement entre vous et elle, mais aussi entre elle et lui, son « petit lapin », son « bébé ». Il serait peut-être temps que le « minouchet à sa môman » se prenne par la main, non ? Après tout, si votre compagnon se complaît dans cette situation d'agrippement maternel, sa mère ne peut pas comprendre qu'elle fait fausse route et outrepasse ses droits. Et si votre chéri grandissait un peu ? Il faut donc que vous en parliez à votre conjoint, car il détient une partie de la clé du problème. Le conflit entre cette femme et vous ne se réglera pas sans lui.

Fiche 8
La fiancée bourrée de complexes

Quelles bonnes vacances vous passez ! Soleil, tropique et cocotiers. Vous êtes très amoureux. Ce soir, vous êtes invités sur un yacht avec votre dulcinée. Champagne, langoustes, beaux mecs et belles plantes... Vous passez un excellent moment. Mais où est passé Clo, votre chère moitié ? Personne ne l'a vue. Au bout d'une heure de recherches, vous la dénichez enfin : la coiffure en friche, le rimmel hésitant, assise derrière un palmier géant, la mine renfrognée. Quand vous la serrez dans vos bras, au comble de la joie de l'avoir retrouvée, elle maugrée : « J'ai l'impression d'être une grue mal fagotée au milieu de toutes ces filles sublimes en Gucci... Je crois que je vais rentrer me terrer dans ma canadienne... »

🔍 Carte d'identité

C'est la fille mal dans sa peau avec un grand M. Adepte de l'autodénigrement, elle trouve que toutes les autres femmes sont plus belles et plus intelligentes qu'elle. Ses pieds trop grands, ses cheveux ternes et son bagage intellectuel modeste reviennent en permanence dans son discours. Son charme sans affectation vous avait séduit à l'époque, car cela vous changeait de ces bombes voyantes que vous aviez l'habitude de fréquenter. Désormais, cette manie de se dénigrer constamment vous fatigue un peu. D'autant que sa jalousie se nourrit de cet état d'esprit, mais ne dit jamais clairement son nom.

✘ Ah non, surtout pas !

Lui rire au nez et lui asséner : « Tu as raison, tu n'es pas terrible à regarder ! Je crois que je vais passer une annonce dans *Le Chasseur français* pour me dégotter une bergère retraitée adepte du qi gong… » Inutile de penser que cet humour dévastateur qui fait florès en société va dérider votre moitié très amoindrie. Tout ce que vous allez gagner, c'est une crise de larmes sur votre costume tout neuf, ou un coup de magnum de Dom Pérignon entre les deux yeux. Ne la jouez pas non plus méprisant, sur le ton du garçon qui vient de trouver une crotte de chien dans son assiette à dessert : « Bon, écoute *[soupir]*, tu me gâches un peu le plaisir, là, tu vois. Si tu veux rester à la maison, je ne peux pas t'en empêcher… Ciao, baby, et à demain au petit déj' ! »

✓ L'antidote

De la compassion avant tout. Bon, d'accord, vous avez l'impression que ça ne marche pas, depuis le temps que vous vous escrimez à la rassurer. Mais la compassion, c'est autre chose que des paroles du genre « Meuh non, tu es belle comme un cœur… Arrête de stresser pour des trucs pareils. Allez, remets tes stilettos et on va danser comme des bêtes sur la piste ! » La compassion, c'est l'écoute. Et pas seulement au moment des crises. Votre jalouse possède une image d'elle-même en déroute. Quand elle se regarde dans le miroir, elle contemple un champ de mines. Quelque chose la dévaste, et il y a de fortes chances pour que vous n'y soyez pas pour grand-chose. Un tel manque d'estime de soi remonte à l'enfance et doit être interrogé en thérapie.

Fiche 9
Le papa fusionnel

Jérôme est un garçon parfait. Mignon, brillant, propre sur lui ; tout le monde l'adore. Justement, aujourd'hui, vous avez décidé de le présenter à vos parents. Bouquet de fleurs et grand sourire, « Jérem' » met tout de suite votre mère dans sa poche. Mais avec votre père, c'est une autre paire de manches. Après un froid « Bonjour, jeune homme », Papa prend un malin plaisir à réfrigérer l'ambiance. Rien de méchant, mais ça vous agace...

🔍 Carte d'identité

Papa est un peu jaloux. En même temps, c'est loin d'être un tyran domestique dominateur et violent. Il nous fait juste un petit coup de grisou. Passer du stade de « papa » à celui de « père » n'est jamais facile. Autrefois, sa petite fille se jetait dans ses bras, le menait par le bout du nez pour sa plus grande joie, sautait des heures sur ses genoux. Il lui a offert son premier bijou, cette paire de bottes hors de prix que maman ne voulait pas acheter car elles étaient trop chères. Mais la petite fille a grandi et papa a pris ses distances. Il est devenu père avec ce que cela suppose d'autoritaire et critique. Si cet homme est d'un naturel tendre et doux, ce rôle sera d'autant plus difficile à endosser pour lui. Sa jalousie peut alors se réveiller quand sa fille lui présente son premier fiancé « sérieux ».

✗ Ah non, surtout pas !

Éclater et rugir « Papa ! Arrête ton char et fiche la paix à Jérem' ! » Vous le regretteriez aussitôt devant son air confus. Il n'a probablement pas conscience de sa jalousie et cette découverte, s'il l'a faite, ne l'a pas comblé de joie. Cette petite crise ne fait pas de lui un père tyrannique et un jaloux pathologique.

✓ L'antidote

Déjà, dans un premier temps, il faut dédramatiser. Il n'y a pas lieu de s'énerver outre mesure. Optez plutôt pour un mariage réussi : humour et fermeté. Dites-lui : « Écoute, papa, mon petit papa chéri… Je vois bien que Jérémie n'est pas pour toi le gendre idéal, mais il va se mettre à collectionner les timbres de République dominicaine, tes préférés. Donc, affiche un sourire à ta face s'il te plaît… » Cela devrait suffire à détendre l'atmosphère. Ce qui manque à ce père, c'est un peu de cette ancienne complicité. N'attendez pas pour lui dire que vous l'aimez. Il a juste besoin d'être rassuré.

Fiche 10

L'amoureuse jalouse et infidèle

Votre fiancée est belle comme le jour et plaît beaucoup. Elle est aussi jalouse comme une tigresse et ne vous laisse pas un instant de répit. Lors de votre dernier week-end en tête-à-tête, elle vous a pisté dans toutes vos activités, du sauna au canoë-kayak, vous lançant un œil noir à chaque fois qu'une femme en Bikini s'approchait de vous. Un soir, alors que vous êtes parti chercher son sac à main dans votre bungalow, vous la surprenez en train de glousser langoureusement avec le maître-nageur...

🔍 Carte d'identité

Jaloux et infidèle sont un couple « parfait ». Le problème de cette belle personne est qu'elle veut plaire à tout prix. Vos sentiments lui importent peu. Elle est totalement aveuglée par son désir d'être désirée. Sa jalousie est double : elle veut vous garder pour elle (vous êtes sa chasse gardée) et elle projette sur vous sa propre infidélité (avec passage à l'acte ou pas). Le pervers narcissique peut être dépositaire d'un tel clivage. La contradiction est son terrain d'élection, il y est à l'aise comme un poisson dans l'eau.

✗ Ah non, surtout pas !

Une bonne raclée ? C'est tentant. Mais inutile et pas très civilisé. Une bonne discussion ? Cela ne sert à rien, elle mènerait le jeu à sa guise et vous en ressortiriez avec une désagréable sensation de confusion. Semer le trouble dans votre esprit, elle s'y entend parfaitement.

✓ L'antidote

Conduisez-vous en gentleman. C'est d'ailleurs ce que vous avez toujours fait, non ? Cette jeune femme ne recruterait jamais son fiancé parmi les garçons violents ou susceptibles de lui tenir tête. Les manipulatrices savent choisir et ne jettent leur dévolu que sur des hommes qu'elles peuvent dominer. Reprenez donc la main en douceur. Si votre amie est de cette peu recommandable famille psychique, vous ne devez à aucun prix lui laisser gagner du terrain. Si vous êtes au début de votre relation, il est encore temps de rompre. Un peu radical, mais salutaire.

Fiche 11

L'échaudée

Votre vieil ami Léopold, dit « Léo », vous propose un week-end « entre mecs » dans sa maison de campagne. Au programme : pêche en rivière, gueuletons, siestes dans le jardin et soirées télé devant le foot. Il y aura Gégé, Dany et ce bon vieux Pat que vous n'avez pas vu depuis un bail. Rien que d'y penser, vous en rêvez, de ces trois jours « sans bonnes femmes ». Oui, mais voilà, il y a cinq ans, vous avez invoqué une excuse analogue pour vous payer du bon temps avec une ancienne maîtresse. Votre couple a failli exploser en vol. Bien sûr, c'était « un accident », mais votre compagne ne l'a pas du tout vécu de la sorte. Cette trahison lui pèse encore lourd sur le cœur et elle n'a plus confiance en vous…

🔍 Carte d'identité

Attention, c'est une survivante… À manier avec une extrême précaution. Vous vivez avec un être en souffrance. Et qui a peur. Sa hantise ? Que vous soyez toujours en quête d'une autre partenaire, qu'elle imagine pourvue de qualités qu'elle-même ne possède pas. En fantasmant sur cette rivale potentielle, elle ne peut vivre son amour de manière épanouie. La crainte de vous perdre et d'être supplantée par cette « super femme » qui sommeille en toute autre créature de sexe féminin la rend malade. Sa blessure est authentique et ne s'effacera pas demain. Mais à la différence d'une autre femme jalouse « sans raison », vous ne pouvez nier qu'elle possède les siennes. De votre côté, vous avez peut-être (ou pas) surmonté ce « coup de canif dans le contrat », mais pour votre compagne, le scénario a été tout autre. Dans un couple, la confiance est essentielle à la construction et votre ancienne incartade l'a certainement écornée. Résultat : votre chère et tendre ne croit plus vraiment à votre relation.

✗ Ah non, surtout pas !

Son manque de confiance vous agace ? Devant son air malheureux et ses craintes, vous vous écriez : « Je me tire ! Appelle Léo pour vérifier, si tu ne me crois pas ! » Et bing, vous claquez rageusement la porte, la laissant en proie à sa parano. Bon d'accord, vous estimez avoir donné suffisamment de preuves de votre amour depuis ce « moment d'égarement » ? Vous ne comprenez pas pour quelle raison elle refuse de « tourner la page », comme vous dites, et « il y a pire dans la vie que d'être trompée ! » Certes, mais mettez-vous un instant à sa place… La confiance n'est pas un objet dont on dispose à loisir. La perdre est plus facile que la reconquérir. Et si, à l'époque, c'était elle qui avait pris du bon temps avec un autre ? Votre bel orgueil masculin n'en aurait-il pas pris un coup ? Auriez-vous retrouvé votre superbe et vos ardeurs en un clin d'œil ?

✓ L'antidote

Restaurer la confiance. Un beau, mais vaste chantier. Vous auriez certainement dû y réfléchir tout de suite après votre incartade, mais mieux vaut tard que jamais. N'oubliez pas : vous avez le droit de demander de l'aide. Conseiller conjugal ou thérapeute peuvent vous accompagner le temps de nettoyer les blessures du passé. Face à un expert neutre, vous pourrez tous les deux exprimer ce que vous avez sur le cœur, peut-être depuis plusieurs années. N'oubliez pas non plus que le meilleur temps pour conjuguer le verbe « aimer » est le présent. Si votre conjoint ressasse son passé douloureux, cela ne vous aidera pas à avancer. Mais attention ! De votre côté, si vous niez ce passé et faites comme s'il n'avait jamais existé, c'est aussi une erreur. Son impact est réel, ne l'oubliez pas. On ne peut l'effacer par un coup de baguette magique. Il vous faudra du temps, beaucoup de patience, et il n'est pas certain que vous puissiez y arriver seuls. Les thérapies de couple peuvent vous aider.

Fiche 12
La mère narcissique

Vous vous réjouissez... Votre mari vient de vous offrir un merveilleux week-end en amoureux. Vous êtes tellement heureuse que vous appelez votre mère pour lui faire part de la bonne nouvelle et lui demander un service. Sa réponse claque : « Bien entendu que je vais garder tes enfants, je suis toujours à ta disposition, n'est-ce pas ? En revanche, je te rappelle que tu m'avais promis de garder mon canari Nestor pendant que j'irais en cure et que cela fait quinze jours que je repousse mes dates. Enfin, amuse-toi bien quand même et profite bien de ton mari. À l'âge que tu as, c'est précieux, un mari aimant, car tu ne rajeunis pas... »

🔍 Carte d'identité

C'est sans doute une femme séduisante, qui dégage séduction et aura mystérieuse. Vos amis la trouvent « canon » et vos copines aimeraient « trop » qu'elle soit leur mère. En réalité, depuis votre plus tendre enfance, elle mène à votre égard un travail de sape qui vous a ruinée moralement. Vous avez retrouvé l'équilibre grâce à un mariage heureux ? Elle va s'empresser de semer le désordre dans votre esprit en y insufflant le doute. Son fonds de commerce, c'est la confusion qu'elle sème dans l'esprit de ceux qu'elle désire tenir en son pouvoir. Vous n'êtes qu'un objet entre ses mains. Le mythe de la mère parfaite, elle le connaît sur le bout des doigts. Vous êtes persuadée qu'elle a raison et que vous êtes une mauvaise fille. Ses armes ? Critiques incessantes, paroles brutales qui font mouche à chaque fois, dénigrement, reproches, allusions malveillantes, chantage affectif (« Tu me rends malade », « Si je ne peux pas aller en vacances, c'est de ta faute »), et politique de la douche froide et du discours paradoxal. La jalousie est l'une des composantes de la mère perverse narcissique. Tous les jaloux ne sont pas des pervers narcissiques, mais tous les pervers narcissiques sont dévorés par l'envie. La pire. Celle qui veut détruire et anéantir.

✘ Ah non, surtout pas !

L'attaquer frontalement ? N'y pensez même pas. Il faut savoir que toute discussion frontale serait peine perdue, dans la mesure où le pervers narcissique fait feu de tout argument et sait retourner vos flèches contre vous…

✔ L'antidote

Le mieux serait de faire l'impasse sur ce qu'elle dit et de l'inscrire dans ce grand cahier des pertes et profits (beaucoup de pertes, peu de profits) que vous avez ouvert au chapitre « Mère toxique ». Si vous avez encore le courage – ou la naïveté – de vouloir engager la conversation avec votre mère, soyez extrêmement précise et ne vous laissez pas entraîner sur son terrain.

Fiche 13
La collègue malfaisante

La petite dernière de la boîte, fraîche-ment diplômée d'une grande école, a profité de vos congés pour grignoter un peu de votre pouvoir. Sous prétexte de vous remplacer, elle a pris des initia-tives appréciées et mis dans sa poche vos collègues et votre hiérarchie. Tout le monde ne jure plus que par ses com-pétences et ses idées lumineuses… Vous êtes convaincue qu'elle veut votre peau, mais ne savez quoi en penser, car elle est restée charmante à votre égard.

🔍 Carte d'identité

Attention, envieuse en vue ! Cette jeune femme a visiblement peu de principes moraux et elle convoite votre poste. Ce qui lui plaît et la réjouit, ce n'est pas tant d'obtenir vos avantages que de vous en priver. Les envieux aiment détruire et c'est de cette destruction qu'ils tirent leur satisfaction. Le fait qu'elle vous fasse des coups en douce tout en continuant à vous encenser par-devant doit vous alerter.

✗ Ah non, surtout pas !

L'attendre dans le parking et avoir une explication entre filles ? Envoyer une lettre anonyme à la DRH pour dénoncer la présence d'un pervers polymorphe dans la boîte ? Lui botter le derrière à la cantine devant tous vos collègues ? Certainement pas. Que faire face à cette envieuse ? En tout cas, pas l'attaquer de front, car elle se défendrait de vos accusations et nierait tout en bloc. Ne faites rien qui puisse l'humilier ou nuire à son intégrité, car elle vous le rendrait au centuple en utilisant au besoin la calomnie. N'oubliez pas que l'envie est pire que la jalousie et n'a qu'un objectif : détruire.

✓ L'antidote

Dans un premier temps, prenez de la hauteur. Après tout, le monde de l'entreprise est une jungle et cette jeune femme est juste une petite lionne aux dents longues qui veut faire son chemin. Recadrez la situation en la replaçant dans son contexte, ce qui vous permettra d'en évacuer l'aspect émotionnel douloureux. Dites-vous que ce n'est pas vous personnellement qui êtes visé, mais toute personne de votre société susceptible de lui faire confiance. Motivez une discussion avec elle et ne vous laissez pas déborder par vos affects. Rappelez-lui ouvertement vos fonctions respectives et dites-lui clairement que vous comptez vous y tenir et la contraindre à ne pas dépasser les limites de son poste. Face à un discours construit, elle sera déstabilisée et vous pourrez reprendre l'avantage. Si besoin est, appuyez-vous sur des collègues sûrs. Avec une telle mentalité, elle ne s'est sans doute pas fait que des amis au bureau.

Fiche 14
La sœur frustrée

Pour vos vingt ans de mariage, vos parents vous offrent un somptueux voyage avec votre chéri. Toute la famille, réunie pour l'occasion autour d'un festin convivial, se réjouit. Toute ? Pas exactement. Car soudain, un froid s'installe... Karine, votre grande sœur qui n'a jamais eu de chance avec les hommes, vient de glisser fielleusement que vous avez toujours été la préférée de la famille...

🔍 Carte d'identité

Vous êtes la petite dernière et vos parents ont toujours eu un faible pour vous. Karine a vécu votre arrivée assez difficilement, d'autant plus que vos parents n'ont jamais rien fait pour apaiser ses doutes et ont souvent joué la comparaison entre vous. Enfant, quand elle manifestait sa jalousie, elle était sévèrement réprimandée. Adulte, elle est toujours un peu amère quand on vous gâte. Son attitude est puérile, mais elle a le mérite de ne pas cacher son désarroi. Cela ne fait pas d'elle une malade mentale totalement irrécupérable.

✗ Ah non, surtout pas !

Karine vous agace, mais ce n'est pas une raison pour la traiter de « vieille fille aigrie » et lui mettre la honte de sa vie devant toute la famille. La relation entre sœurs n'est jamais simple. Les sentiments sont aussi complexes que passionnels. Amie, fille, sœur, rivale… la sœur est tout cela à la fois et la vie de famille tourne parfois au psychodrame. C'est ici la rivale qui parle, la petite fille envieuse qui n'a pas réglé ses comptes. Ne vous engouffrez surtout pas dans la brèche en lui répondant du tac au tac sur le mode agressif.

✔ L'antidote

Calmez le jeu. Dédramatisez cette crise. Appelez en renfort vos doux souvenirs de complicité, vos fous rires, vos moments de partage et de tendresse. Tout n'est pas noir dans votre relation. La jalousie de votre sœur s'est réveillée. Elle peut s'apaiser. Faites parler votre empathie. Consolez-la. Dites-lui que vous l'aimez. Prenez ensemble conscience que vos parents ne sont pas innocents dans l'histoire et ont inconsciemment activé la rivalité entre vous. Pour redevenir amie avec Karine, soyez à l'écoute. Restaurez la confiance. Proposez-lui de sortir avec elle, de partager des moments « comme au bon vieux temps ». La relation entre sœurs met en jeu la quête de la féminité, une étape primordiale dans la vie d'une femme. Ne passez pas à côté de cette belle aventure.

Fiche 15

L'enfant en colère

Vous avez réservé une baby-sitter et vous vous préparez à sortir quand Marion, 5 ans, fait une crise de nerfs. Non, elle ne veut pas que vous partiez et finit par s'écrier « De toute façon, tu ne m'aimes pas ! Tu n'aimes que Julie ! » Julie, sa petite sœur de 10 mois.

🔍 Carte d'identité

Nous sommes ici aux sources de la jalousie. L'enfant en proie avec sa violence intérieure est là, seul et désemparé, face à une découverte terrifiante : il jalouse « l'autre » et cette mise à nu de la noirceur qui existe en lui le terrifie. Il est extrêmement difficile pour un enfant de se sentir « méchant ». Et on lui a assez répété que la jalousie est un « vilain défaut »… Marion vivait heureuse jusqu'à l'arrivée de sa petite sœur. Depuis la naissance de ce bébé que tout le monde admire et qui mobilise la plus grande partie de votre temps, elle fait caprice sur caprice, refuse d'aller à l'école le matin, pleure dès que vous sortez le soir et s'accroche à vous dès que vous faites mine de passer le seuil de la porte. Il lui arrive même de faire pipi au lit, elle qui a toujours été d'une propreté exemplaire. Récemment, elle a aussi réclamé de dormir la lumière allumée. Marion manifeste une grande anxiété et une peur de l'abandon qui la poussent à se manifester. Sa peur est sincère et profonde. L'arrivée du nouveau-né a bouleversé son organisation et changé sa place au sein de la fratrie. Elle n'est plus votre « bébé »…

L'enfant qui voit arriver un nouveau-né change souvent de comportement, passe facilement de la surexcitation à l'abattement. Important : cette jalousie ne se manifeste pas seulement à la naissance d'un bébé, mais également au cours de son évolution. Quand le petit dernier franchit des étapes, commence à marcher, à parler, le plus grand peut à nouveau se sentir défié. En prenant de l'assurance et en gagnant en autonomie, le « petit dernier » peut à nouveau menacer son aîné. Il va lui « répondre », lui tenir tête, lui voler ses jouets, attirer l'attention de ses copains qui « craquent » pour ce mignon bambin.

✗ Ah non, surtout pas !

La main vous démange et votre réservation au restaurant italien ne va pas attendre toute la soirée… Certes, mais vous défouler sur votre aînée ne pourra que renforcer sa jalousie et sa rancœur à l'égard de sa sœur. Évitez également le sarcasme qui aurait pour effet de l'humilier. Ne la comparez pas non plus à sa petite sœur. Elle se vit déjà sur un mode concurrentiel.

✓ L'antidote

Marion est jalouse et c'est bien normal. Relativisez. La jalousie des enfants ne peut être niée. Sur le moment, soyez ferme et ne cédez pas à son caprice. Plus tard, soyez vigilant et à l'écoute. Si elle avoue sa jalousie pour le bébé, c'est bon signe. Ne la punissez pas si elle a le courage de se dire jalouse du nouveau venu. Laissez-la exprimer cette jalousie. C'est ainsi qu'elle parviendra à la surmonter pour la transformer en une émotion positive. De la jalousie, elle pourra ainsi passer à l'émulation et à la compétition. Pour l'y aider, valorisez ses talents et félicitez-la pour son travail à l'école, ses performances sportives, son habilité à tel jeu d'adresse. Vous pouvez également la responsabiliser par rapport à sa petite sœur et lui expliquer que son rôle de grande sœur est extrêmement important. Si les manifestations de jalousie s'intensifient, soyez à l'écoute. Ne laissez pas l'enfant seule avec le bébé. Même sans mauvaise intention consciente de faire du mal, cela peut se produire. Certaines étreintes peuvent tourner aux tentatives d'étouffement. Serrer très fort son frère ou sa sœur dans ses bras n'est pas toujours synonyme de câlin !

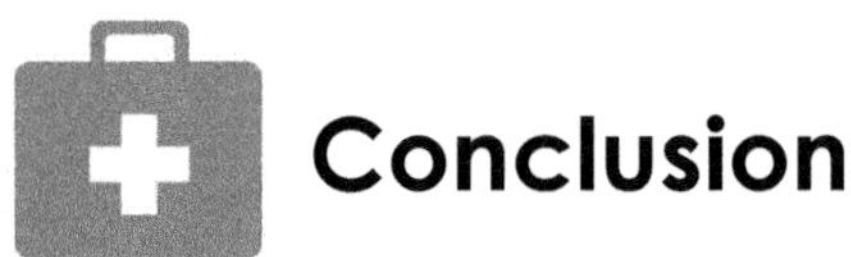

Conclusion

La jalousie est partout : chez nous comme chez l'autre. Comme toutes les passions, elle existe en liberté dans l'âme humaine, et ce dès l'enfance. On ne peut pas l'ignorer. La reconnaître, c'est déjà faire une partie du chemin pour la comprendre et l'apprivoiser. Même pathologique, elle demande à être questionnée avant d'être condamnée. C'est quand elle rencontre le harcèlement et la manipulation que la jalousie devient difficilement tolérable. Face à un jaloux qui utilise le chantage, l'intrusion, entre dans des rages dévastatrices, menace, frappe parfois, il ne faut pas transiger. N'hésitez pas à reconnaître que vous êtes harcelé si vous l'êtes. Même si vous manquez de confiance en vous, que vous avez l'impression que c'est vous le fautif et non votre partenaire, apprenez à vous défendre et à vous reconnaître en tant que victime. Dès le début d'une relation, sachez également identifier chez l'autre les indices de la jalousie malveillante. Les jaloux maladifs ne se dévoilent pas tout de suite. Au départ, tout va bien. C'est après que ça se gâte. Soyez donc vigilant et à l'écoute de vos intuitions. Dans la grande majorité des cas, il suffit de rassurer l'autre, d'entendre ses craintes pour le rassurer. Face à un jaloux maladif, c'est autre chose. N'oubliez pas que vous n'êtes pas seul face à cette situation. Des associations de victimes de harcèlement, des réseaux de soutien psychologique existent pour vous entendre et vous apporter une aide concrète. Mais rassurez-vous. Le plus souvent, heureusement, la jalousie peut être regardée droit dans les yeux sans dramatiser. Tout juste faut-il lui apprendre à vivre en bonne intelligence avec le respect et la bienveillance...

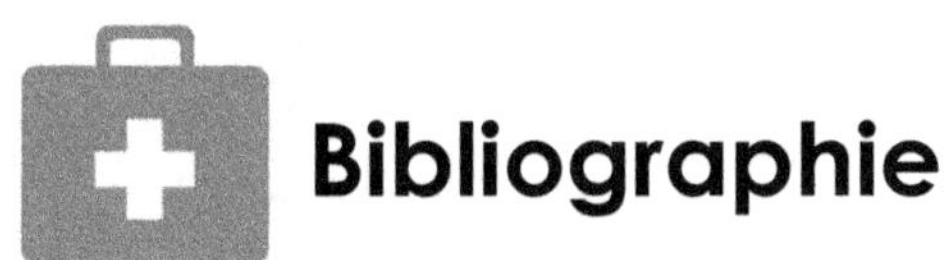

Bibliographie

Apertura, *Clinique de la passion*, Vol. 8, Springer Verlag, 1993.

Françoise Dolto, « La dynamique des pulsions et les réactions dites de jalousie à la naissance d'un puîné », 1947, version revue et corrigée *in Au jeu du désir*, Le Seuil, 1981.

Jean-Pierre Durif-Varembont, « La passion de la jalousie, maladie d'amour ? », *Cahiers de psychologie clinique*, n° 19, février 2002, *www.cairn.info*.

Sigmund Freud, « Sur quelques mécanismes névrotiques dans la jalousie, la paranoïa et l'homosexualité », 1922, *in Névrose, psychose et perversion*, PUF, 1973.

Sigmund Freud, « Un type particulier de choix d'objet chez l'homme », *in Contributions à la psychologie de la vie amoureuse*, 1910. Ce passage est également cité dans *La Vie sexuelle*, PUF, 1973.

Mélanie Klein, *Envie et gratitude*, 1957, réédité par Gallimard, 1968.

Jacques Lacan, « Les écrits techniques de Freud », *in Le Séminaire (1953-1954)*, Livre I, Le Seuil, 1975.

Denise Lachaud, *Jalousies*, Denoël, 1998.

Daniel Lagache, *La Jalousie amoureuse*, PUF, 1981.

Bernard Leblanc-Halmos, *Du bon usage de la jalousie*, L'Être image, 2005.

Yvonne Poncet-Bonissol, *La Relation mère-fille*, Dangles, 2011. Yvonne Poncet-Bonissol est présidente de l'Association de défense contre le harcèlement moral (ADCHM), *adchm.over-blog.org*.

Denis Vasse, *Inceste et jalousie*, Le Seuil, 1995.

Denis Vasse, *La Jalousie structurante. Se tenir debout et marcher. Du jardin œdipien à la vie en société*, Gallimard, 1995.

Illustrations : Galith Sultan
Composé par 48Bis arts graphiques

N° d'éditeur : 4311
Dépôt légal : juillet 2011
Imprimé en Allemagne par BoD